Der Tod ist groß.
Wir sind die Seinen
lachenden Mundes.
Wenn wir uns mitten im Leben meinen,
wagt er zu weinen
mitten in uns.

Rainer Maria Rilke

1

Ein Buch über den Tod also.
Ein Jahr habe ich mit mir gerungen, ob ich dieses Projekt beginnen soll. Es war ein ernstes Jahr.

Gibt es nicht schon genug Bücher über den Tod?
Warum soll gerade *ich* über den Tod schreiben? Kann ich es? Will ich es?
Was habe ich zu sagen? Wie könnte ich dem größten Mysterium unserer Existenz gerecht werden? Zu welchem Resümee sollte ich kommen?

Je mehr ich über diese Fragen nachdachte, desto klarer wurde mir eine Tatsache, die ich mir in dieser Deutlichkeit zuvor noch nie vor Augen geführt hatte – und für die ich keine Erklärung habe:
Im Grunde ist der Tod *das* Thema meines Lebens.
Nicht die Liebe, nicht der Erfolg, das Glück, die Schönheit oder die Gerechtigkeit. Nein, mein Lebensthema ist der Tod. Aber offensichtlich hatte ich bisher Scheu, mir dies so klar einzugestehen. Erst die letzten Monate brachten mich zu dieser Erkenntnis, obwohl der Tod seit Jahrzehnten mein Begleiter ist.
Über nichts habe ich so viel, so oft, so kontrovers, so verzweifelt nachgedacht wie über die Endlichkeit.
Schon als dreizehnjähriger Hauptschüler, bildungsfern

und ohne jeglichen intellektuellen Hintergrund, hatte ich den Tod in meinem Kopf. Warum müssen die Menschen sterben? Was passiert danach? Wann sterben meine Eltern? Wann sterbe ich? Wie sterbe ich? Gibt es ein Paradies? Existieren dort alle Verstorbenen weiter? Können die Toten mich sehen? Kann man Toten etwas mitteilen? Wie sehen sie aus? Sind sie nackt oder bekleidet? Werden tote Kinder im Jenseits nie erwachsen? ...

Versuchte ich mit meinen Schulfreunden über derartige Fragen zu sprechen, so war die Diskussion schnell zu Ende. Sie interessierten sich nicht für meine merkwürdigen Grübeleien und hielten mich bestimmt für einen Spinner. Auch meine Eltern konnten meine Fragen nicht wirklich beantworten, so sehr sie sich auch mühten und meine Gedanken ernst nahmen. Ich blieb allein mit meinem Unbehagen und meiner Angst. Etwa der großen Angst, im Schlaf zu sterben und am nächsten Morgen tot in meinem Bett zu liegen. So kam es, dass ich wohl das einzige Kind in meiner Umgebung war, das sehr gerne in den Konfirmandenunterricht ging. Dieser Unterricht war damals meine Rettung. Denn die Fragen wurden immer bohrender und die Ängste immer unerträglicher, und bestimmt hätten meine Eltern in ihrer Sorge um mich irgendwann einen Arzt hinzugezogen. Was in den 1960er Jahren eine heikle Entscheidung gewesen wäre. Die Seele des Kindes war noch kaum erforscht, die Medikamente waren schlecht und

die Kinderpsychiatrien glichen eher Kindergefängnissen als akzeptablen Krankenhäusern.
Die Autorität unseres damals schon sehr alten Pastors zog mich dann tief hinein in den christlichen Kosmos. Zwar war ich im christlichen Sinne erzogen worden, wie die meisten von uns, und meine Eltern waren gläubige Menschen, aber erst die Strahlkraft des Pastors vermochte mich wirklich zu erreichen. Ich gierte geradezu nach seinen Deutungen und Erklärungen, die mich mehr und mehr überzeugten, ich begann täglich und viel in der Bibel zu lesen, ließ keinen Gottesdienst aus und betete morgens, mittags und besonders ausdauernd am Abend.
Ich wurde ein fanatischer Christ. Aber dazu später. Seit dieser Zeit ist kein Tag vergangen, an dem ich mich nicht auf irgendeine Weise mit dem Tod beschäftigt habe. Ich übertreibe nicht. Sicher, es gab Tage und Wochen, da hielt sich diese Beschäftigung in Grenzen. Aber selbst in unbeschwerten oder gar glücklichen Zeiten irrlichterten Gedanken über den Tod durch meinen Kopf. Was mich besonders traf, weil sie mir die Vergänglichkeit auch des Schönen vor Augen führten. Seit Jahren nun bin ich sogar beruflich beinahe jede Nacht mit Tod und Sterben konfrontiert. Ich habe in meiner Talk-Sendung im WDR-Fernsehen und in Radio 1LIVE mit so vielen Todkranken, Sterbenden und Trauernden gesprochen, ich könnte keine genaue Zahl nennen.

Hubert war der Erste, Tausende folgten. Hubert rief im Mai 1995 in meiner Sendung an, 35 Jahre alt, leukämiekrank im Endstadium. Er litt unter großer Einsamkeit und hatte sich zum Sterben aus der Klinik nach Hause verlegen lassen. Ich kann mich noch sehr gut an eine Antwort von ihm erinnern. Auf meine Frage »Überkommt dich manchmal Wut, dass du so jung sterben musst?«, sagte er: »Am Anfang ja, jetzt aber nicht mehr. Es kann ja morgen in der Frühe schon zu Ende sein. Wenn jemand anruft und sagt ›Bis morgen‹, dann kann ich das nicht erwidern. Es gibt für mich nur noch *jetzt*.«
Gerade dieser letzte Satz beeindruckt mich bis heute. Lehrt der Tod die Menschen die Gegenwart? Lehrt er uns gar, richtig zu leben? Wie verändert sich ein Mensch im Angesicht des Todes? Ist der Tod weise? Kennt er Güte, Gnade, Moral und Gefühl? Könnte er uns Antworten geben auf die großen Fragen unseres Lebens? Oder ist er schlichtweg ein ausführendes Organ, ein kalter Vollstrecker – ohne Meinung, Herz und Wissen?

Ich habe in meiner Sendung bisher mit etwa zwanzigtausend Menschen gesprochen. Dabei ging es um alle erdenklichen Themen. Um Liebe, Glück, Sexualität, Glauben, Angst, den 11. September, Michael Jackson, ausgefallene Berufe, die Zeugen Jehovas, den Papst, Politik, TV-Shows, Krankheiten – und immer wieder um Tod und Abschied. Ich habe mit ganz Jungen gesprochen und mit ganz Alten. Mein jüngster Anrufer war elf Jahre alt, meine älteste Anruferin sechsundneunzig. Es waren sehr Reiche darunter und sehr Arme, hochgebildete Menschen und etliche ohne Ausbildung oder Schulabschluss. Auch Prominente haben bei mir angerufen und Zuschauer oder Zuhörer aus dem fernen Ausland, etwa aus China, Brasilien oder den USA.

Zwanzigtausend Interviewpartner also. Vom Mörder bis zum Lottomillionär. Vom Show-Star bis zum Obdachlosen. Vom Priester bis zum Satanisten.

Mit *einem* allerdings habe ich noch nicht gesprochen. Er fehlt bisher in der langen Reihe meiner Talk-Gäste. Denn er ist scheu und meidet die Öffentlichkeit. Er zählt zu den Top-Prominenten dieser Welt. Er hat tausend Gesichter, aber nur eine Aufgabe. Er ist sehr alt und doch für immer jung. Er ist äußerst fleißig und schläft nie. Einen besonderen Namen hat er nicht, aber es gibt einige, die nennen ihn einen *Meister aus Deutschland,* andere sagen einfach *Schnitter* oder *Gevatter* zu ihm.

Es ist der Tod selbst.
Mit ihm habe ich noch nie gesprochen.

Nun ist es Zeit, dies zu tun.
In diesem Buch.

Ich danke dir, Tod, dass du dir die Zeit nimmst, dich mit mir zu unterhalten.

Der Tod: Für mich gibt es keine Zeit, aber ohne sie gäbe es mich nicht. Endet die Zeit, endet der Tod. Und Dank ist mir niemand schuldig. Ich tue nur, was zu tun nötig ist.

Bleiben wir zunächst bei der Zeit. Was eigentlich ist die Zeit? Weißt du es?

Ach, die Zeit. Ihr Menschen nehmt sie viel zu wichtig und lasst euch von ihr blenden. Ihr lasst euch gefangen nehmen von der Vergangenheit oder der Zukunft. Für den, der wirklich lebt, spielt Zeit keine Rolle. Sobald ihr über sie nachdenkt, habt ihr schon verloren.

Aber mir bleibt als Mensch doch gar nichts anderes übrig, als über die Zeit nachzudenken. Wie soll ich denn mit ihr umgehen?

Das Vergangene ist bereits tot. Das Zukünftige nichts weiter als eine Illusion.

Schön philosophisch gesagt. Aber was bedeutet das für den menschlichen Alltag? In unserem Leben spielt die Zeit eine große Rolle. Ein Beispiel: Ich muss mich doch um meine spätere Rente kümmern ...

Wenn du meinst, ja. Jedoch sollst du dich »kümmern« – und die Sache dann schnell wieder vergessen.

Es geht immer nur um den Moment?

Der Moment ist die einzige Wirklichkeit, die ihr Menschen habt.

Gibt es überhaupt »den Moment«? In der Sekunde, in der ich »jetzt« denke, ist »jetzt« bereits Vergangenheit.

Deshalb sollst du nicht »jetzt« denken, sondern jetzt leben.

Wie Hubert es sagte.

Wie Hubert es sagte.

Gesprächspause

Wie geht es Hubert?

Oh, du forderst mich heraus – und willst schon jetzt eine Antwort auf die gewichtigste Frage der Menschen: Gibt es ein Leben nach dem Tod?

Ich denke seit Jahrzehnten darüber nach.

Und die Menschheit seit Jahrtausenden. Deshalb wurden die Religionen erfunden.

Erfunden? Lügen sie denn alle?

Gemach, mein sterblicher Freund!
Alle haben Recht – und alle lügen sie.

Oh, eine sehr exakte Antwort.

Sie wissen alle um die Liebe, die Ewigkeit oder das Nichts.

Willst du damit sagen, dass alle Religionen etwas Gemeinsames haben, auf einen Punkt zulaufen?

Ja, so könnte man es ausdrücken. Aber das vertiefen wir später.

Gut, kommen wir auf meine vorhin gestellte Frage zurück. Was geschieht mit den Menschen, wenn du dein Handwerk getan hast?

Man beerdigt oder verbrennt sie, in der Regel.

Welch eine Neuigkeit.

Du solltest präziser fragen.
Ist der Mensch tot, so ist der Mensch tot.

Alles, was ihn ausmacht?

Der Körper zerfällt. Und das Ich auch.

Gesprächspause

Warum ist das so?

Weil sich alles ständig verändert. Weil alles im Fluss ist. Das Ich ist irdisch, geformt durch die Zufälligkeiten des Lebens. Das Individuelle ist Produkt seiner Zeit, weiter nichts.

Also sind wir alle verloren?

Was meint »verloren«? ...
Nein, verloren ist gar nichts.

Du sprichst in Rätseln. Gerade hast du gesagt ...

Nur das Irdische ist verloren. Es ist so unwichtig, dass ich es gar nicht zähle.

Gesprächspause

Also gibt es eine Seele?

Wie ungeduldig ihr Menschen doch seid. Ihr verlangt schnelle Einsichten in gewaltige Geheimnisse. Der Weg dorthin aber ist mühsam. Verstehen und Erkennen brauchen Zeit, Besinnung und Stille. Wir werden auf alles zu sprechen kommen.

2

Etwa bis zu meinem zwanzigsten Lebensjahr war ich Christ. Ich war erfüllt vom Glauben und fand auf alle existenziellen Fragen eine Antwort in der Heiligen Schrift. Und gab mich während dieser Zeit auch damit zufrieden. Sinnkrisen kamen so erst gar nicht auf. Ich wusste, warum ich auf der Welt war. Um nach den Geboten Gottes zu leben, meinen Glauben weiterzugeben, im Sinne christlicher Nächstenliebe zu wirken und gegen das Böse und die Sünde zu kämpfen. Ich hatte eine klare Vorstellung von Recht und Unrecht. Die Wegweiser waren die Zehn Gebote und die Bergpredigt. Meine Angst vor Tod und Sterben hatte sich auf wundersame Weise aufgelöst. Wusste ich doch nun um das Paradies, und dass unser irdisches Dasein lediglich eine Vorstufe zum wirklichen, dem ewigen Leben bedeutet. Auch die Vorstellung, eventuell jung zu sterben, verlor ihren Schrecken. Ich wäre dann ja bei Gott, und mein Tod hätte einen, wenn auch für mich nicht begreifbaren, aber höheren Sinn. Nur die Überlegung, meine Eltern könnten aus dem Leben gerissen werden, erschütterte meine Gelassenheit etwas. Diese Sorge allerdings verdrängte ich bald gänzlich. Der Tod als solcher war jedoch nach wie vor ein Thema für mich. Es fing schon damit an, dass ich bei jedem Gottesdienstbesuch, und davon gab es ungezählte, einen Toten anschauen musste, den man (wie bestialisch) an ein Kreuz genagelt hatte und zur Schau stellte. Zudem war mir klar, dass man sich das Paradies verdienen musste. Bummelei, Sündhaftigkeit, Zweifel könnten eventuell dazu führen, dass man nach dem Tode woanders landen würde. An einem weniger schönen Ort, der in der Bibel detailgenau wie in einem Horrorthriller beschrieben wurde. Die Hölle machte mächtig Eindruck auf mich. War sie doch Synonym für den ewigen Tod und ewiges Leid. Aber es gab eben auch die Hoffnung und die Vergebung der Sünden. Und so hatte ich im Glauben ein sehr festes Gerüst für mein Leben gefunden. Es war sogar so unerschütterlich, dass ich mit Verachtung auf alle anderen Christen blickte, die, meiner Meinung nach, nicht richtig, nicht rigoros, nicht konsequent genug glaubten. Regelrecht ein Dorn im Auge waren mir die Sonntagskirchgänger, denen ich, zumindest den meisten, unterstellte, sie gingen nur aus bürgerlicher Tradition jeden Sonntag in den Gottesdienst, nicht aber aus wirklicher tiefer Verbundenheit mit Jesus Christus. Sah ich sie dann noch in schicken Klamotten oder gar Pelzmänteln in die Kirche einziehen, wallte der Zorn in mir auf. Bis ich eines Tages beschloss, diesem Zorn Luft zu machen. Ich entwarf ein Flugblatt und machte davon etwa zweihundert Kopien. Eine böse Formulierung jagte darin die nächste. Ich beschimpfte die Kirchgänger, dass sie nur aus Spießbürgerlichkeit

jeden Sonntag zur Kirche gingen, und forderte sie auf, zum wahren und lebendigen Glauben zurückzukehren oder schleunigst zu ihm zu finden. Und schon am nächsten Sonntagmorgen stand ich, der Fünfzehnjährige, überpünktlich am Haupteingang unserer Kirche und drückte jedem Gottesdienstbesucher eines meiner Flugblätter in die Hand. Ich kam mir mutig und groß dabei vor und verglich mich ein wenig mit Jesus, der ja auch dereinst die Händler aus dem Tempel getrieben hatte.
Welche Resonanz meine Flugblätter in der Gemeinde fanden, kann man sich ausmalen. Die Kirchgänger waren empört, und ich bekam einen Rüffel vom Pastor.

Ich muss heutzutage öfter an diese Aktion denken. Sie gibt mir eine Ahnung davon, zu welchen Verhaltensweisen fanatische Menschen fähig sind. Seien sie religiös oder auch politisch motiviert. Gott sei Dank hatte ich damals keine Mitstreiter. Wer weiß, wohin das alles noch geführt hätte. So zog ich mich in die Trutzburg meiner eigenen Glaubensvorstellungen zurück und machte es mir dort bequem. Bis zu jenem Tag, als die Fundamente dieser Burg derart erschüttert wurden, dass sie binnen weniger Monate komplett in sich zusammenstürzte. Und ich vor dem Nichts stand. Im wahrsten Sinne des Wortes. Gott war weg, mein Wertekanon zerplatzt, die Frage nach dem Sinn des Lebens offener denn je – und der Tod hatte ein leichtes Spiel, wieder Macht über meine Gedanken zu erlangen und mir das Leben zu verdunkeln.

Es waren nur zwei Bücher, die meinen Glauben zum Einsturz brachten: Ludwig Feuerbachs »Das Wesen des Christentums« und Friedrich Nietzsches »Der Antichrist«. So einfach war das. Zunächst begegnete ich den Büchern hochnäsig. Was könnt ihr mir schon anhaben? Jedes eurer Argumente werde ich mit einer leichten Handbewegung fortwischen. Mein Glaube ist so stark, ich werde Feuerbach und Nietzsche zu Quacksalbern degradieren.

Da ich wusste, dass diese beiden Geistesgrößen eben auch zu den größten Kritikern des Christentums zählten, war es für mich selbstverständlich, genau mit ihnen meinen Kampf aufzunehmen. Nicht mehr mit den langweiligen Sonntagskirchgängern oder ein paar träge gewordenen Pastoren, nein, wenn schon Auseinandersetzung, dann auf höchstem Niveau. Und ich begann zu lesen. Nein, sagen wir besser, ich verschlang, ich fraß die Bücher. Las einzelne Passagen zweimal, dreimal und immer wieder. Blätterte parallel dazu in der Bibel oder in Texten kluger Theologen. Suchte anfänglich noch das Gespräch mit dem von mir hochgeschätzten Pastor. Was mich aber nicht weiterbrachte. Zog andere Schriften von Feuerbach und Nietzsche hinzu – und musste mir schließlich eingestehen, dass meine Argumente allmählich ihre Kraft verloren, und

dass ich der Weltsicht meiner beiden Gegner kaum mehr etwas entgegenzusetzen hatte. Das Unfassbare war also geschehen. Mein Glaube hatte sich in kurzer Zeit aufgelöst, zersetzt, war verschwunden und weg. Gott ist tot, sagt Nietzsche. Und ich konnte dem nichts mehr erwidern.
Damals eine Katastrophe für mich.

Es gab also keinen Trost mehr. Kein Gut, kein Böse. Kein Ziel und keine Aufgabe. Es gab nur die reine Existenz, in die ich mich hineingeschleudert fühlte – und den zerstörerischen Gedanken: In Anbetracht des Todes ist eigentlich alles sinnlos.
Wobei ich diesen Satz bewusst genau so formulierte, das heißt unter Einbeziehung des kleinen Wörtchens »eigentlich«. Es brachte eine diffuse Hoffnung zum Ausdruck, ein Nichtwissen, eine Sehnsucht. Ohne »eigentlich« hätte ich mir gleich das Leben nehmen können. Trotzdem verband ich alles, was ich tat und was geschah, immer sofort mit dem Tod.
Warum sollte ich studieren? Ich würde ja ohnehin irgendwann sterben. Warum sollte ich mich gesund ernähren? Ob ich früher oder später sterben würde, spielte keine Rolle. Warum sollte ich mich politisch engagieren oder zumindest positionieren? Es war doch alles sinnlos, weil nicht nur ich, sondern auch all die anderen sterben müssten und selbst die ganze Erde irgendwann untergehen würde. Wozu sollte man

also die Natur schützen, gewaltige Bauwerke errichten oder gegen Atomkraftwerke sein?

Heute erscheint mir meine damalige Auseinandersetzung mit dem Tod merkwürdig. Denn es war eine rein theoretische Beschäftigung. Ich kann nicht einschätzen, was mit mir passiert wäre, hätte es in dieser Zeit einen Todesfall in meiner unmittelbaren Umgebung gegeben.

Einen nahestehenden, geliebten Menschen zu verlieren, sterben zu sehen, sich von ihm für immer verabschieden zu müssen, zählt zu den schmerzlichsten Erfahrungen unseres Lebens. Egal ob man Atheist, Christ, Moslem, Jude, Buddhist oder was auch immer ist. Jeder aber geht mit diesem Schmerz anders um. Manche überwinden ihn nach einer gewissen Zeit, manche stürzen in eine tiefe Depression, manche zerbrechen gänzlich und für immer daran. Anderen jedoch gelingt es, das Unglück in irgendeiner Form religiös einzuordnen. Sie sagen sich: Gott wollte es so, Gott hatte einen Plan, Gott wird mir helfen.
Im Laufe meiner vielen Moderatorenjahre allerdings sind mir eine Menge Menschen begegnet, die wegen eines schweren Schicksalsschlages ihren Glauben verloren haben. Ich erinnere mich noch gut an den Anruf einer Mutter, deren Kind entführt, sexuell missbraucht und ermordet worden war. Sie saß quasi gefangen

in ihrer Wohnung, weil ihr Haus von Boulevard-Reportern belagert wurde, und sie konnte mit ihrem Mann und ihrem zweiten Kind, einem zwölfjährigen Mädchen, nicht sprechen, weil der Schock beide hatte verstummen lassen. Weder Mann noch Kind redeten ein Wort. So lebte ein jeder in dieser kleinen Familie isoliert, die Verzweiflung und der Schmerz hatten sie einbetoniert. In ihrer Not meldete die Frau sich bei uns. Es wurde eines der schwierigsten Gespräche für mich. »Und Gott«, sagte sie, »für mich gibt es keinen Gott mehr, und sollte es ihn geben, das ist kein liebender Gott, das ist ein Monster.« Wir haben sehr lange miteinander gesprochen, fast dreißig Minuten. Das ist für eine Telefon-Talkshow im Fernsehen eigentlich ein Unding. Die Durchschnittslänge eines Interviews beläuft sich auf etwa zehn Minuten. Die TV-Einschaltquoten am nächsten Tag allerdings zeigten uns, dass niemand weggeschaltet hatte, im Gegenteil. Während des Gespräches waren immer mehr Zuschauer dazugekommen.

Wie begegnet man einem Menschen, der einen so unermesslichen Schmerz ertragen muss? Was sagt man? Wie tröstet man? ...
Man kann nicht trösten! Ich zumindest kann es nicht. Es gibt keine Worte, die auch nur ein bisschen helfen könnten. Wenn überhaupt, findet die Hilfe jenseits der Worte statt. Indem man da ist, indem man zuhört,

indem man aufmerksam ist. Darum habe ich mich bemüht. Als ich mich dann von der Frau verabschiedete, wurde ich meiner Tränen kaum mehr Herr.

Es ist unfassbar, welche Katastrophen der Tod auslösen kann. Manche Menschen verlieren danach ihren Glauben an Gott, manche werden heimgesucht von einem Gefühl alles umfassender Sinnlosigkeit. So wie jener junge Mann, der bei uns anrief und folgende Geschichte erzählte, die sich zwei Tage zuvor zugetragen hatte. Er wohnte in einem Mehrfamilienhaus in einer kleinen Wohnung zusammen mit seiner Frau und dem gerade einmal zwei Monate alten Kind des Paares. Am Abend verlässt er für ein paar Stunden die Wohnung, um an seinem Arbeitsplatz noch etwas zu erledigen. Als er zurückkommt, sieht er schon von weitem mehrere Feuerwehrautos vor seinem Haus stehen – und dichten Rauch aus den Fenstern seiner Wohnung herausquellen. Er gerät in Panik und versucht mit vollem Körpereinsatz, in das Haus hineinzukommen, wird aber von Feuerwehrleuten daran gehindert. Er muss draußen stehen bleiben und abwarten. Und dann geschieht das für ihn Unbegreifliche: Sein kleines Kind und seine Frau werden tot aus dem Haus herausgetragen.
Ein Kabelbrand war die Ursache des Unglückes gewesen. Die Frau des Anrufers hatte bereits geschlafen und nichts von dem Feuer bemerkt.

Während des Gespräches hatte ich den Eindruck, dass der Mann vor Entsetzen kaum mehr atmen konnte. Er vermittelte mir das Gefühl vollkommener Aussichtslosigkeit. Ich konnte es sehr gut nachempfinden, so wie all die anderen sicher auch, die vor den Fernsehgeräten oder Radios saßen und uns zuhörten.

Der Tod hatte zugeschlagen. Erbarmungslos. Kinderlachen, Liebe, Menschenglück interessieren ihn nicht.

Warum hast du das Leben des Säuglings und der jungen Frau ausgelöscht?

Ihre Zeit war abgelaufen.

Die Zeit eines zwei Monate alten Kindes?

Ja.

Das verstehe ich nicht.

Ich gehe immer zu denen, deren Aufgabe auf Erden erfüllt ist.

Ein zwei Monate altes Kind hat seine Aufgabe bereits erfüllt?

Ja. Manche Menschen benötigen dafür achtzig oder neunzig Jahre, manche vielleicht nur ein paar Stunden.

Wie zynisch!

Zynismus ist eine menschliche Eigenschaft. Ich habe keine menschlichen Eigenschaften. Es sind nicht die Jahre, in denen sich der Sinn eines Lebens erfüllt. Auf die Länge des Lebens kommt es nicht an.

Was war der Lebenssinn dieses zwei Monate alten Säuglings?

Wenn ihr Menschen von Sinn sprecht, ist immer eure Ratio im Spiel. Alles muss in den Kategorien eurer menschlichen Beschränktheit beschrieben, erklärt und gelöst werden. Eins und eins ist zwei. Damit gebt ihr euch zufrieden. Das Sein aber ist weitaus mehr und entzieht sich gänzlich eurer Vernunft und eurer Sprache.

Du denkst nie an die Hinterbliebenen?

Nein, warum sollte ich?

Weil du so großes Leid anrichtest.

Ich weiß nicht, was Leid ist. Aber ich weiß, dass Leben und Leid einander bedingen. Ohne das Leben kein Leid und ohne Leid kein Leben.

Du hast also nie Mitgefühl?!

Mitfühlend zu sein ist das Erstrebenswerteste für den Menschen. Für mich aber ist Mitgefühl ohne jede Bedeutung.

Zweifelst du denn nie?

Nein. Ein zweifelnder Tod wäre kein Tod mehr. Ich zweifele nie – und ich irre nie.

Du irrst nie?
Dann sind also die Millionen Kriegsopfer auf Erden ... richtig? Die KZ-Opfer? Die im Gulag Ermordeten? Die von Gewaltregimen Hingerichteten?
Ist es richtig, dass bei Erdbeben und Flutkatastrophen Hunderttausende umkommen?
Ist es richtig, dass Kinder ermordet werden?
Ist es richtig ...

Beruhige dich, beruhige dich. Als Mensch, als mitfühlender Mensch musst du so sprechen, das ist folgerichtig. Und dein Intellekt kann all das nicht begreifen. In meiner Welt aber gibt es kein Gut und Böse. Alles ist, was es ist. Alles ist Ausdruck des Seins. Untergang heißt auch Aufgang. Das Sterben ist genauso bedeutsam wie das Geborenwerden.

Das soll ich der Mutter sagen, deren Kind ermordet wurde?

Nein. Überlass das den Predigern. Diese Einsicht kann der Mensch nur empfinden, nicht verstehen. Und für die meisten ist es ein weiter Weg, zu diesem Empfinden zu gelangen.

Nun bin ich so schlau wie vorher. Ich spreche mit dem Tod – und er kann mir nichts erklären.

So einfach, wie du es dir vorstellst, ist es nicht. Du gebrauchst nur dein rationales Bewusstsein. Du willst logische, für dein Denken plausible Erklärungen. Damit kommst du nicht weit.

Ich habe nichts anderes als meine Vernunft.

Oh, doch! Du hast viel mehr. Du hast es nur noch nicht in dir entdeckt.

Jetzt wirst du esoterisch. Die Vernunft hat die Menschen sehr weit gebracht. Wir säßen noch auf den Bäumen oder in Höhlen, hätten wir unsere Vernunft nicht gebraucht.

Ja, und es gäbe auch keine Atombomben. Aber du hast schon Recht. Natürlich liegt auch viel Sinn in der menschlichen Vernunft. Das Herz allerdings ist viel wichtiger.

Das Herz?

Nennen wir es einmal so. Nur über das Herz führen die Wege zur Demut, zum Mitleid, zur Selbstlosigkeit, zur Liebe.

Ich fasse es nicht. Der Tod erzählt mir etwas von der Liebe –
und genau in dieser Stunde sterben auf der Welt Hunderttausende, viele davon qualvoll, leidvoll und jämmerlich. –
Lass uns eine Pause machen.

3

Nachdem mein christlicher Glaube zusammengebrochen war, wurde ich Atheist. Alles Religiöse erschien mir absurd, lächerlich und vollkommen durchschaubar. Obwohl meine politische Gesinnung nicht einmal ansatzweise in Richtung Kommunismus tendierte, so gefiel mir der berühmte Ausspruch von Karl Marx »Die Religion ist das Opium des Volkes« doch ausgesprochen gut. Er brachte meines Erachtens die Sache auf den Punkt. So leidenschaftlich, wie ich noch kurz zuvor für Jesus Christus gestritten hatte, so leidenschaftlich wandte ich mich nun gegen ihn. Ich wollte mit diesem fordernden Gott nichts mehr zu tun haben. Um die Kirche als Institution ging es mir nicht, mir ging es um das Christliche an sich. Wie Schuppen schien es mir von den Augen zu fallen: All die Jahre zuvor hatte ich in einem geistigen Gefängnis gelebt. Denn Glauben bedeutete nun für mich, sich unterwerfen und sich knechten zu lassen. Ich sah den christlichen Gott plötzlich nicht mehr als einen liebenden Vater, sondern als einen brutalen, egozentrischen Herrscher, der es sogar zugelassen hatte, dass sein eigener Sohn hingerichtet wurde. Die Erklärung der Theologen, der Sohn sei für uns und für unsere Sünden gestorben, war für mich nicht mehr nachvollziehbar. Was für ein heidnischer und archaischer Vorgang

überhaupt, einen Unschuldigen für die Schuldigen zu opfern! Die zentralen Begriffe des Christentums – Schuld, Sühne, Gnade, Vergebung, Erlösung und Paradies – wurden zum Gräuel für mich. Ich empfand sie als Instrumente einer Gewissensinquisition. Zum Beispiel das Paradies: ein grandioser Trick, die Menschen bei der Stange zu halten, sprich Macht über sie auszuüben. Lebte man nicht im Sinne christlicher Moral, würde man am Ende der Zeit vor dem Jüngsten Gericht nichts zu lachen haben. Überhaupt schien mir der Fokus viel zu sehr auf die Jenseitigkeit gerichtet zu sein statt auf das Hier und Jetzt. Nach dem Motto: Das Entscheidende kommt erst noch. Womit man auch listig jahrhundertelang die Menschen über missliche Lebensverhältnisse hinweggetröstet hatte. Das irdische Leben wurde kleingeredet, der »Lockvogel« Jenseits bombastisch aufgebaut und das Selbstbewusstsein der Gläubigen niedergedrückt.
Auch die Gebote nahm ich unter die Lupe und sah sie nun als Korsett und Zwangsjacke. Fast jedes »Du sollst« empfand ich als Diktat und gegen mich gerichtet. Ich wollte selbst und nach eigenem Gutdünken entscheiden, was zu tun und zu lassen notwendig war. Kein Gott sollte mir vorschreiben, dass ich nur an ihn als den einzig Wahren glauben dürfe, wann ich meine Wange wem hinzuhalten hätte – und dass ich meinen auch noch so größten Feind umarmen und lieben müsste. Nein, so einen Chef-Gott wollte ich nicht, der

sich zudem beleidigt, zornig oder eifersüchtig zeigte, wenn man sich nicht so verhielt, wie er wünschte oder befahl. Dieser Gott war mir zu menschlich, allzu menschlich. Wenn überhaupt, dann hätte mich ein Gott interessiert und beeindruckt, der sagt: »Ich liebe dich, aber was geht es dich an!«

Ich wollte mir auch kein schlechtes Gewissen mehr einreden lassen, wenn ich etwas »Unchristliches« getan hatte. Allzu oft war ich in den Jahren meines Glaubens an meinen vermeintlichen Unzulänglichkeiten verzweifelt. Und dann hatte das Gewissen erbarmungslos zugeschlagen und mich kleingemacht. Gibt es ein effektiveres Machtinstrument als ein schlechtes Gewissen? Ich glaube nicht. Ich kam mir immer sündig und erbärmlich vor, schämte mich für meine Schuld und bettelte in meinen Gebeten um Vergebung und Gnade.

So aber konnte sich kein selbstbewusster und freier Geist entfalten, davon war ich absolut überzeugt.

Ich war es auch leid zu leiden. Jahrelang hatte man mir eingebläut, dass der Mensch im Leiden Gott am nächsten sei. Nun empfand ich solche Sätze als Hohn. Als ungeheuerlich empfand ich die christliche Überzeugung, dass erst durch die Sünde der Tod in die Welt gekommen sei. Und ebenfalls bis ins Mark provozierte mich die allgegenwärtige Sinnenfeindlichkeit der Christen und des Christentums. Trotz Salomos *Hohelied der Liebe* im Alten Testament wurden

Erotik und Sexualität immer problematisiert, nie mit Selbstverständlichkeit behandelt, und gar gleichgeschlechtliche Liebe war entweder des Teufels oder sie wurde zähneknirschend gerade mal so hingenommen. Auf diese Weise aber züchtete man verkrüppelte Seelen, davon war ich fest überzeugt. In mir wuchs der Zorn, und ich sah das gesamte Christentum als eine gewaltige Unterdrückung des Natürlichen, Gesunden, Stolzen und Übermütigen.
Und dann war da noch die Bibel, die Heilige Schrift, die ich so oft gelesen hatte, dass ich einige Passagen fast auswendig konnte. Das Buch aller Bücher. Es war Gesetz für mich gewesen, unanfechtbar und niemals in Frage zu stellen, eben Gottes Wort. Wie viele Zitate ich für alle möglichen Situationen aus dem Hut gezaubert hatte, aber wie oft war ich auch über die Widersprüchlichkeiten der Aussagen ins Grübeln geraten. Jetzt interessierte mich diese so genannte »Heilige« Schrift höchstens noch als historisches Phänomen, keinesfalls aber mehr als Gottesbuch. Und im Nachhinein war es mir unbegreiflich, wie ernst ich die Aussagen genommen hatte und wie glaubhaft mir *alles* darin Niedergeschriebene erschienen war. Nun hatte ich an allem Zweifel. Was mochten die Überlieferer und Übersetzer ihren Heiligen und Meistern nicht alles in den Mund gelegt haben? Und Jesus schien mir nichts weiter als einer der Berg- und Wiesenprediger, die es zu jenen Zeiten wohl zuhauf gegeben hatte.

Kurzum – ich konnte einfach nicht mehr glauben. Nicht an Gott. Nicht an Jesus Christus. Nicht an den Heiligen Geist (dessen Funktion ich ohnehin nie richtig verstanden hatte). Und überhaupt, sollte es einen Gott geben, wer sagte mir, dass nicht der jüdische oder der islamische Gott der wahre und einzige Gott war? Vielleicht gab es ja sogar mehrere Götter, so wie die Hindus es glauben. Damit aber wollte ich mich nicht beschäftigen. Das Thema Gott war erledigt. Und ich merkte gar nicht, dass ich von einem Glauben in den nächsten gerutscht war. Hatte ich zuvor fest an Gott geglaubt, so glaubte ich jetzt fest daran, dass es ihn nicht gebe.

Den Tod aber konnte ich nicht leugnen. Der war überall und nicht zu übersehen. Und die landläufige atheistische Überzeugung, dass mit dem Tod definitiv alles zu Ende sei, entsprach nicht meiner Intuition. Irgendetwas in mir sträubte sich gegen diese Vorstellung. Was genau, konnte ich nicht sagen. Vielleicht steckte mein Narzissmus dahinter, der die Vorstellung ewigen Nichtseins nach dem leiblichen Ende nicht duldete. Und so stand mir der Tod geheimnisvoller und bedrohlicher gegenüber denn je. Damit aber wollte ich mich nicht abfinden und suchte Rat und Hilfe bei den großen Denkern der Geschichte. Wie hatten die Philosophen von der Antike bis in die Moderne über den Tod gedacht, ihn erklärt und eingeordnet?

Ich begann zu lesen, kreuz und quer. Was sehr mühsam war, denn in den Jahrtausenden hatten die Geistesgrößen viel und bisweilen ausschweifend über Sterben, Tod, Seele und Jenseits geschrieben. Zudem war es mit viel Fleißarbeit verbunden, genau diese Textpassagen in den manchmal umfangreichen Werken zu finden. Wobei mich ausführliche theoretische Erörterungen nicht interessierten, sondern die wichtigsten Grundaussagen zum Thema.
Und diese suchte ich zunächst bei meinen neuen Idolen, bei Nietzsche und Feuerbach. Die mir jedoch, um es gleich vorweg zu sagen, nicht maßgeblich weiterhelfen konnten. Nietzsche verachtet die Angst vor dem Tod. Für ihn gibt es weder Jenseits noch Seele. Die ewige Frage, was denn nun nach dem Tode sei, solle uns überhaupt nicht interessieren, meint er. Es gebe Wichtigeres. Nämlich das Leben, und deshalb sollten wir unser Augenmerk darauf richten, unbedingt und immer rigoros zu leben. In *Die fröhliche Wissenschaft 4, § 278* schreibt er:
»... Es macht mich glücklich zu sehen, dass die Menschen den Gedanken an den Tod durchaus nicht denken wollen! Ich möchte gern etwas dazu tun, ihnen den Gedanken an das Leben noch hundertmal *denkenswerter* zu machen.«

Feuerbach geht in eine ähnliche Richtung. In seiner Schrift *Gedanken über Tod und Unsterblichkeit* zieht er gegen eine unsterbliche Seele und ein wie auch immer geartetes himmlisches Weiterleben zu Felde. Genau wie Nietzsche feiert er das Leben und sagt, dass der Tod im eigentlichen Sinne für den Menschen gar nicht existiere, und knüpft damit an den alten Griechen Epikur an, von dem der berühmte Spruch stammt: »Wenn *wir* sind, ist der Tod nicht da; wenn der Tod da ist, sind *wir* nicht.« Für Epikur bedeutet der Tod das endgültige und absolute Ende des Menschen. Alles, Körper und Geist, zerfalle nach dem Dahinscheiden in seine Atome und löse sich im Weltgeschehen auf. »Der Tod«, meint Epikur, »geht uns nichts an; denn was sich aufgelöst hat, ist ohne Empfindung; was aber ohne Empfindung ist, geht uns nichts an.«

Dies sind zwar beeindruckende Sprüche und dahinter steckt eine komplexe Philosophie, mein Herz aber konnten weder Sprüche noch Philosophie erreichen. Zu besessen war ich von den Schrecken des Todes. Ich malte mir am Ende eines jeden Tages aus, dass ich nun wieder ein Stück näher herangerückt war an mein eigenes Ende. Ich kam mir vor wie der Insasse in einem Gefängnis, der ein langes Maßband an seine Wand gehängt hat und jeden Tag einen Zentimeter abschneidet, wobei die Zahl der Gesamtzentimeter die noch abzusitzenden Gefängnistage anzeigt. Der Unterschied zwischen mir und dem Gefangenen allerdings bestand darin, dass ihn etwas Gutes erwartete, nämlich die Freiheit, ich hingegen hatte das Grauen vor Augen. Und zum ersten Mal in meinem Leben dachte ich den unerhörten Gedanken: »Wäre es besser, niemals geboren zu sein?« Woher nahm ich eigentlich die Gewissheit, dass der Tod etwas Schreckliches sei? Vielleicht war er ja sogar etwas Gutes oder zumindest Hinnehmbares? Selbst wenn es keine Weiterexistenz nach dem irdischen Ableben gab, wäre das dann folgende Nichtsein so schlimm? Überhaupt, wer sagte mir, dass Sein besser sei als Nichtsein? Zumal es ja vor meiner Geburt bereits den Zustand des Nichtseins gegeben hatte – und ich mich an nichts Negatives erinnern konnte.

Mit diesem Gedankengang war ich bei Schopenhauer. Er sagt, dass es absurd sei, darüber zu trauern, irgendwann nicht mehr zu sein. Ebenso könne man darüber trauern, vor der Geburt nicht gewesen zu sein. Seiner Auffassung nach aber wird kein lebendes Wesen, so auch nicht der Mensch, durch den Tod absolut vernichtet, sondern lediglich zurückgeführt in seinen Urzustand. Dieser Urzustand, Schopenhauer nennt ihn unseren »wahren Kern«, war immer schon da, eben auch vor unserer Geburt, und wird auf ewig existieren. Der Tod vernichtet lediglich den Intellekt eines Menschen und sein individuelles Bewusstsein. Was aber nun diesen so genannten »wahren Kern« ausmacht und warum er unsterblich ist, diese Fragen bleibt uns Schopenhauer schuldig. Man muss es glauben – oder eben nicht. In manchen Punkten sind sich Religionen und Philosophien doch allzu ähnlich.

Genau das dachte ich auch, als ich mich mit Platon beschäftigte. Ich stieß auf eine Märchenwelt. Zunächst: Nach Platon besteht der Mensch aus Leib und Seele. Die Seele ist unsterblich, und durch den Tod wird sie vom Leib getrennt. Die Unsterblichkeit der Seele versucht er unter anderem im *Phaidon*, einem seiner in Dialogform verfassten Werk, zu beweisen. Das ist eine nette philosophisch-sprachliche Spielerei, gelingt aber natürlich nicht. Alle Seelen sind nach Platon bereits vor der Geburt der Menschen existent und wohnen in der Unterwelt, im Hades, wo auch die Toten zu Hause sind. Über Tausende von Jahren kommen sie immer wieder auf die Welt und versuchen, durch ein tugendhaftes menschliches Leben irgendwann an ihr Ziel zu gelangen – nämlich aufzufahren zu einem Stern und mit ihm eins zu werden.
Das klingt sicher sehr poetisch und anrührend, brachte mich aber keinen Schritt weiter.

So, wie ich auf das Christentum mit Häme schaute, so blickte ich nun auch auf einige Philosophen mit Häme. Auf Platon zum Beispiel. Allerdings blieb mir der Spott über die zu Sternen auffahrenden Seelen im Halse stecken, als es den ersten Todesfall in meiner Umgebung gab. Denn hier ging es um einen Stern.

Nina, eine gute Freundin meiner besten Freundin, hatte sich im Alter von neunzehn Jahren das Leben genommen. Mein Verhältnis zu Nina war nicht sonderlich eng gewesen, aber ich hatte sie immer sehr gemocht, und hin und wieder waren wir zu dritt unterwegs gewesen. Schon seit Jahren hatte Nina mit Drogen experimentiert, sie liebte klassische Musik und romantische Literatur, und oftmals wirkte sie weltabgewandt und wie in einer tiefen Melancholie versunken. Was mich damals sehr befremdete und hilflos machte. Ich konnte damit nicht umgehen und spürte, dass meine Worte und Fragen sie nicht erreichten.

Und dann kam die schockierende Nachricht: Nina ist tot. Sie hatte sich, wie und wo auch immer, starke Schlaftabletten besorgt und eine Überdosis eingenommen. Am Abend vor ihrem Tod sei sie, so die Eltern, bei denen sie noch wohnte, völlig unauffällig gewesen. Man habe die Abendstunden gemeinsam verbracht und gegen dreiundzwanzig Uhr sei Nina auf ihr Zimmer gegangen. Was genau dort dann passiert ist, wird für immer ein Geheimnis bleiben. Am nächsten Morgen fanden die Eltern ihre Tochter tot im Bett. Auf dem Nachttisch stand Ninas kleiner Schallplattenspieler und machte permanent ein knackendknisterndes Geräusch, da sich die Nadel, wie es bei diesen Geräten manchmal vorkam, nicht automatisch am Ende des Musikstückes von der Schallplatte ab-

gehoben hatte. Auf dem Plattenteller lag *Der Tod und das Mädchen* von Franz Schubert. Dieses Lied war wohl Ninas Sterbemusik gewesen. In ihren toten Händen hielt sie ein Buch, *Der kleine Prinz* von Antoine de Saint-Exupéry. Es war das Schlusskapitel aufgeschlagen, in dem der kleine Prinz stirbt, um wieder zurückkehren zu können zu seinem Stern.
Eine Stelle hatte Nina unterstrichen: »Wenn du bei Nacht den Himmel anschaust, wird es dir sein, als lachten alle Sterne, weil ich auf einem von ihnen wohne, weil ich auf einem von ihnen lache. Du allein wirst Sterne haben, die lachen können!«

Ein paar Wochen nach der Katastrophe machten meine beste Freundin und ich einen Besuch bei Ninas Eltern. Die Begegnung war bedrückend und furchtbar traurig. Wir sprachen viel über Nina, und ihre Mutter erlitt immer wieder Weinanfälle. Als wir uns dann von den Eltern verabschiedeten, sagte Ninas Mutter an der Tür einen Satz, der im Grunde ein Allgemeinplatz war, der mich aber in seiner tiefen Wahrheit so erschütterte:

»Nun werde ich sie nie mehr wiedersehen. Nie mehr. Das ganze Leben wird vergehen ohne Nina.«

Ist Selbsttötung eine Sünde?

Sünde? Das ist ein religiöser Begriff. Ich gehöre keiner Religion an.

Ich möchte wissen, ob es verwerflich ist, sich selbst zu töten.

Etwas weniger Moral täte dir gut, mein Freund. Nein, es ist nicht verwerflich. Obgleich das Leben sehr wertvoll ist. Aber genau das wissen auch alle die, die sich selbst das Leben nehmen.

Du meinst, sie folgen einer inneren Notwendigkeit?

Ja, sie sind ohne Schuld.

Schuld? Das ist auch ein religiöser Begriff.

Ein von den Religionen missbrauchter Begriff.

Du scheinst kein Freund der Religionen zu sein!?

Die großen Religionen haben sich allesamt immer zu wichtig genommen, ihre Institutionen üben Macht über Menschen aus, und ihre Dogmen sind Gefängnisse. Jedoch waren sie stets auch Sinnstifterinnen und haben so der Menschheit das Überleben erleichtert.

Gesprächspause

Was ist die größte Lüge der großen Religionen?

Dass sie Gott darstellen als Richter, Strafvollzieher, Erlöser oder Versöhner. Dies dient nur ihrer eigenen Ideologie, dem eigenen Machterhalt.

Du sprichst mit Selbstverständlichkeit von »Gott«. Es gibt ihn also?

So, wie die meisten Menschen ihn sich vorstellen – nein.

Aber es gibt ihn?

Ja.

Und es gibt nur e i n e n Gott?

Es gibt einen, jedoch könnte ich auch sagen, es gibt tausend.

Das verstehe ich nicht.

Für das, was Gott ist, gibt es keine Zahl.

Was ist Gott?

Nichts.

Nichts?

Es gibt keinen personalen Gott – und Gott ist ohne Eigenschaften.

Wo ist denn dieses Nichts?

Überall.

Auch hier und jetzt?

Ja.

Sogar ganz nahe bei mir?

Es ist in dir.

Das Nichts ist in mir?

Ja.

Das macht mir Angst.

Nein. Der Gedanke sollte dich trösten. Das Nichts in dir ist das Wertvollste und Reinste, was du hast. Es ist dein Urgrund.

Im Grunde bin ich nichts?

Ja. Und so bist du mit allem verbunden.

Kurze Gesprächspause –
Ich wurde etwas ungehalten.

Wie kann Gott nichts sein? Wenn er nichts ist, dann ist er nichts und eben kein Gott!
Und wenn ich nichts bin, wie kann nichts mit allem verbunden sein?

Der Tod schwieg einen Moment.

Gott ist mit dem menschlichen Verstand nicht erfahrbar. Würdest du ihn begreifen, wäre es nicht Gott.

Nun sprichst du ja doch wieder von Gott.

Ich merke, dass dich der Begriff »Nichts« irritiert. Was hältst du von »Leere« oder »absoluter Wirklichkeit«?

Gut, nehmen wir »absolute Wirklichkeit«.
Die gibt es also?

Allerdings. Sonst würden wir jetzt nicht sprechen. Auch ich bin ein Teil davon.

Und ich auch?

Ja, so wie alle Wesen, so wie alles, was du kennst oder was du nicht kennst – und wie alles, was du als Mensch nie begreifen wirst. Die absolute Wirklichkeit offenbart und entfaltet sich in Jeglichem. Sie ist zeitlos, allumfassend. Und dort gibt es kein Ich und kein Du mehr.

Warum erklären uns die Religionen Gott nicht auf diese Weise?

Das tun sie. Du musst nur genau hinschauen. Die großen Mystiker aller Religionen haben das Nichts, die Leere, die absolute Wirklichkeit erfahren, wissen darum und berichten davon. Ebenso manche Propheten.

Davon habe ich noch nichts gehört.

Ja, weil jede Religion auf sich bedacht ist. Nur die Weisen aller Glaubensrichtungen grenzen sich voneinander nicht mehr ab, sie umarmen sich. Sie haben verstanden.

Kann ich die absolute Wirklichkeit nur über den religiösen Weg erfahren?

Oh nein. Du brauchst keine Lehre, keine Gebete, keine Gebote, keine Kirchen und keine Moscheen. Schon gar keine religiösen Institutionen. Du brauchst nur dich und die Stille.

So habe ich es nie gesehen.

Gesprächspause

Wer hat die absolute Wirklichkeit erschaffen?

Die Antwort darauf würde dein Gehirn zerbersten lassen.

Dann schweig lieber. Und ich will zunächst über das Gesagte nachdenken.

4

Immanuel Kant durfte bei meiner Recherche zu der Frage, was und wie die Geistesgrößen über den Tod gedacht hatten, natürlich nicht fehlen. Aber wie alles bei ihm wird auch diese Thematik äußerst kompliziert dargestellt. Ich verabscheue Kant für seine verquaste Sprache. Nie hat er sich die Mühe gemacht, einfach und verständlich zu schreiben. Anfangs war ich von seinen Formulierungskünsten noch beeindruckt gewesen. Ich meinte, in den Sprachgebilden höchste Brillanz und vollendete Intellektualität zu sehen. Mit der Zeit allerdings provozierte mich sein Stil. Brauchte ich doch manchmal nur für einen kleinen Abschnitt schon mehrere Stunden, um ihn zu verstehen. Hatte ich dann alles verstanden, schrie mich förmlich die Frage an: *Warum sagt er es nicht klar und einfach?* Möglich wäre es durchaus gewesen. Und somit erschien mir seine Formulierungsakrobatik zunehmend als Bluff.

Wie sympathisch war mir da der Satz des Philosophen Ludwig Wittgenstein: »Was sich überhaupt sagen lässt, lässt sich klar sagen; und wovon man nicht reden kann, darüber muss man schweigen.« Obgleich auch sein Werk alles andere als leicht zugänglich ist.

Aber zurück zu Kant. Das Rätsel, ob es eine Seele gibt, lässt er offen. Man könne weder die Existenz

noch die Nichtexistenz der Seele beweisen. Dennoch beschäftigt er sich mit der Frage nach der Unsterblichkeit. In seinem Werk *Kritik der praktischen Vernunft* meint er, der Mensch habe das Recht, an eine unsterbliche Seele zu glauben, obwohl man nicht wisse, ob diese existiere. Begründet wird das Recht damit, dass der Mensch durch diesen Glauben eine wichtige Ermutigung für sein moralisches Handeln erfahre, welches dann letztendlich in einer Glückseligkeit enden könnte. Damals verstand ich diese Überlegung wie folgt: Bemühen wir uns im Diesseits, uns im kantischen Sinne redlich zu verhalten, wartet im Jenseits eventuell eine Belohnung auf uns.
Viele Kant-Interpreten allerdings würden diese einfache Schlussfolgerung sicher so nicht unterschreiben. Es ist, wie immer bei Kant, komplizierter: Der Mensch braucht Gott und den Glauben ans Jenseits, um moralisch handeln zu können. Im Grunde also ein Trick. Obwohl Gott und Jenseits nicht beweisbar sind, ermöglicht erst der Glaube an eine transzendente Wirklichkeit ein konsequent moralisches Handeln – und nur über diesen Weg kann der Mensch zur Glückseligkeit finden. Auf Erden oder vielleicht auch anderswo.

Das kam mir dann doch allzu bekannt vor – und ich wandte mich Michel de Montaigne zu, einem französischem Denker der frühen Neuzeit.

Für ihn ist der Tod etwas Furchtbares, aber er findet sich damit nicht ab. Sein Rezept gegen die Angst vor dem Tod heißt Auseinandersetzung mit dem Tod. Er sagt: »Rauben wir ihm gleich am Anfang seinen größten Vorteil: Nehmen wir ihm seine Fremdheit, machen wir mit ihm Bekanntschaft, denken wir an nichts so oft wie an den Tod.« Der Mensch möge sich also immer, in jeder Lebenslage auf den Tod besinnen. Er möge über ihn nachdenken, über ihn sprechen, über ihn diskutieren. Und so kommt Montaigne zu dem Schluss: »Philosophieren heißt sterben lernen.«
Klingt gut. Nur, nichts anderes hatte ich seit Jahren getan. Allerdings ohne Erfolg. Meine Angst war trotz aller Auseinandersetzung keineswegs geringer geworden.
Für Montaigne bedeutet der Tod übrigens das absolute Ende des Menschen, und an ein Leben nach dem Tod glaubt er nicht.

Ich wurde der Philosophen und Denker allmählich müde. Sie brachten mich nicht weiter. Zwar suchte ich sporadisch immer wieder in großen Werken nach Antworten auf meine Fragen, bei Descartes, Leibniz, Bruno, Kierkegaard, Heidegger oder Sartre zum Beispiel, aber vergeblich. Ich fand keine neuen Denkanstöße und keine überzeugenden Erklärungen.

Ich musste andere Wege gehen. Nur welche, das wusste ich nicht. Und so verstrichen die Jahre. Meine atheistische Überzeugung legte ich peu à peu ab. Diese Weltsicht war mir zu einfach, und irgendwann begriff ich endlich, dass der Atheismus eben auch nur eine Spielart des Glaubens darstellt. Die Fixierung der Atheisten auf die Naturwissenschaften, die Ratio und die Logik erschien mir nicht plausibel. So einfach war die Welt nicht zu erklären. Und in mir tobten die Fragen. Nicht nur die nach Tod, Seele und Jenseitigkeit, sondern auch ganz andere. Gibt es Parallelwelten zum Beispiel? Was war vor der Entstehung des Universums? Wohin dehnt sich das Weltall aus? Warum kann ich weder Raum- noch Zeitlosigkeit denken? Gibt es irgendwo andere Naturgesetze als die uns bekannten? Hat das menschliche Gehirn Sensoren für Übernatürliches? Warum werden so viele Astrophysiker im Laufe ihres Berufslebens zu gläubigen Menschen? Und so weiter.

Ich stürzte mich auf alles, was eventuell eine neue Erkenntnis oder zumindest einen interessanten Hinweis versprach.
Als ich die erste Fernsehdokumentation über das Thema »Nahtoderlebnisse« sah, war ich wie elektrisiert. Vielleicht lag hier der Schlüssel für das große Geheimnis, das der Tod ist; vielleicht könnten die Schilderungen der Fast-Verstorbenen den Beweis liefern, dass der Tod nicht Ende, sondern Übergang bedeutet. Und in der Tat waren die meisten Berichte erstaunlich und

nährten zunächst meine Hoffnung. Alle Betroffenen hatten etwas Gravierendes erlebt, einen schweren Unfall, einen Herzinfarkt, eine misslungene Operation. Sie waren für kurze Zeit klinisch tot und wurden dann wiederbelebt. Danach schilderten die Patienten fast einhellig ähnliche Erlebnisse. Sie hatten sich von ihrem menschlichen Körper losgelöst und schwebten wie in einem Astralkörper ein paar Meter über ihrem irdischen Leib. Von dort aus konnten sie das Geschehen »unten«, zum Beispiel in einem Operationssaal, genau beobachten. Fast alle erzählten auch von beeindruckenden Lichterlebnissen. Viele waren zielgerichtet in ein göttlich anmutendes Licht gelaufen, andere hatten das Gefühl, durch einen dunklen Tunnel zu treiben, an dessen Ende sie etwas Blendend-Strahlendes erwartete. Und immer wieder fielen Formulierungen wie »es herrschte eine wundervolle Stille«, »ich war ohne Angst und Schmerzen«, »ich fühlte mich vollkommen erfüllt von Frieden und Ruhe«.

Auch in meiner Sendung habe ich inzwischen mit vielen Anrufern gesprochen, die so genannte Nahtoderlebnisse hatten. Ihre Berichte gehen in eine ähnliche Richtung. Allerdings mit zwei Ausnahmen. Diese beiden Anrufer waren alles andere als positiv beeindruckt gewesen von dem, was sie im Zustand des klinischen Totseins erlebt hatten. Sie erzählten von großer Angst, tiefer Schwärze und dem Gefühl hoffnungsloser

Verlorenheit. Auch sie hatten ihren irdischen Körper verlassen, waren jedoch nicht nach oben geschwebt, sondern zu Boden und in die Erde hinein gesunken. Einer berichtete zudem von unerträglichem Lärm, den er wie eine Folter erlebt hatte. Beide Anrufer wirkten am Telefon fast traumatisiert und äußerten große Angst vor dem Tod.

Ganz im Gegensatz zu den vielen anderen. Sie schienen völlig abgeklärt zu sein und sahen im Tod etwas durchaus Gutes und Natürliches, vor dem sie sich überhaupt nicht fürchteten.

Die Einstellung zum Leben änderte sich nach dem Nahtoderlebnis bei beiden Gruppen. Wenn auch nicht in gleicher Weise. Die, die Negatives erfahren hatten, sagten zwar auch, dass sie nun das Leben mehr wertschätzten als zuvor, aber ich hörte daraus keine tiefgreifende Veränderung ihrer bisherigen Lebenseinstellungen. Das war bei denen, die Positives erlebt hatten, ganz anders. Allein schon ihre Stimmen signalisierten mir Ruhe und Gelassenheit. Das, was sie gesehen und gefühlt hatten, schien einen tiefen Eindruck hinterlassen zu haben. Sie beurteilten das Leben absolut positiv, freuten sich über jeden Sonnenstrahl und jede Frühlingsblume, waren toleranter und zuversichtlicher als früher. So erzählten sie es mir zumindest. Und die meisten von ihnen meinten den Beweis dafür leibhaftig erlebt zu haben, dass es tatsächlich ein Leben nach dem Tod gebe.

So weit allerdings ging eine Freundin von mir nicht, die im Jahre 1994 ein Nahtoderlebnis hatte. Sie, von Haus aus Naturwissenschaftlerin, war während einer Herzoperation einige Minuten klinisch tot gewesen. Als ich sie zum ersten Mal im Krankenhaus besuchte, fand ich eine veränderte Person vor, die offensichtlich etwas erlebt hatte, was schwer mitzuteilen war. Es fehlten ihr die Worte, was mich besonders erstaunte, da sie vor ihrer Erkrankung sehr redegewandt gewesen war, oft sogar äußerst zynisch und sarkastisch. Davon war nun nichts mehr zu spüren. Zwar konnte sie klar und deutlich sprechen, das Erlebte aber nicht näher erklären. Letztendlich reduzierte sich alles auf eine Aussage: »Ich war in einem atemberaubenden Licht.« Und sie wirkte beinahe glücklich, obwohl es ihr zu diesem Zeitpunkt immer noch recht schlecht ging.

Viele Wochen später schrieb sie mir einen Brief: »... Zwar glaube ich immer noch nicht an ein Leben nach dem Tod, aber das Ereignis hat alles verändert. Ich erlebe alles viel wacher und intensiver. Schaute ich z. B. aus dem Fenster, so sah ich früher eine Reproduktion des Gegebenen, fand es uninteressant im Sinne von trostlos und wandte den Blick ab. Jetzt erscheint mir dasselbe Bild wie ein Gemälde, in dem Trostlosigkeit in faszinierender Art ausgedrückt ist. Meine Farbskala ist reicher geworden, ich kann beispielsweise mehr Grau- und Brauntöne voneinander unterscheiden, und die Farben erscheinen mir leuchtender. Auch die Formen sehe ich klarer. Die Qualität des Sehens hat sich so verändert, dass das Schauen für mich zu einem wunderschönen Erlebnis wird. Der Abstand zu meinem früheren Leben ist größer geworden, und die Menschen kommen mir wie Ameisen vor, die geschäftig herumrennen und dies für bedeutend halten. Ich empfinde das Ereignis als Grundlage und Motivation, mich dem Leben neu und besser zuzuwenden. Ich fühle mich stark, bin optimistisch, und meine Gefühle zu Menschen haben sich vertieft. Ganz allgemein lässt sich beobachten, dass ich das Wesentliche klarer und bewusster wahrnehme. Mit viel Energie und Freude gehe ich jetzt durchs Leben ...«

Interessant finde ich, dass Menschen auf der ganzen Welt, egal welcher Religion oder welchem Kulturkreis sie angehören, Ähnliches berichten. Auch Kinder, die ein Nahtoderlebnis hatten, erzählen in ihrer Art und Sprache von Wärme, Licht, Geborgenheit und sogar von Wesen, die ihnen Gutes tun wollten, oder von bereits verstorbenen Verwandten, der Oma zum Beispiel, die auf sie gewartet hätten.

Was ist von alledem zu halten? Ein objektives Urteil gibt es sicher nicht. Allerdings war und bin ich davon überzeugt, dass Erlebnisse und Erfahrungen dieser Art durchaus erklärbar sind. Wahrscheinlich handelt es

sich um komplexe Halluzinationen, die auf eine Fehlfunktion des Gehirns zurückzuführen sind. Ausgelöst eventuell durch Sauerstoffmangel. Vielleicht aber sind es auch bisher noch nicht erforschte chemische Prozesse, die in jedem menschlichen Gehirn ablaufen, sobald der Sterbeprozess beginnt. Quasi als Gnade der Natur, um das Erlöschen des Lebens für den Menschen erträglicher zu machen.
Und so glaube ich, dass alle Betroffenen zwar eine extreme *Lebenserfahrung* gemacht haben, aber eben keine *Todeserfahrung*. Niemand, der wirklich die Schwelle zum Tod überschritten hat, der also biologisch tot war und nicht nur klinisch, ist je zurückgekehrt. Daher sagen Nahtoderlebnisse meiner Meinung nach nichts über den Tod an sich aus, geschweige denn darüber, was denn *nach* dem Tode ist.
Dennoch habe ich großen Respekt vor den Erlebnissen dieser Menschen, die dem Tode so nahe waren. Sollten alle rationalen Erklärungen nicht greifen, so haben sie vielleicht eine tiefe mystische Erfahrung gemacht. Und ein jeder findet darin seine eigene Wahrheit, auf die es letztendlich nur ankommt.

Große Aufmerksamkeit erzeugen auch immer wieder Berichte über so genannte Jenseitskontakte. Menschen, die vorgeben, eine besondere mediale Begabung zu haben, behaupten, mit Verstorbenen kommunizieren zu können. Diesen Schilderungen stand ich zwar schon immer skeptisch gegenüber, dennoch wollte ich die Probe aufs Exempel machen und suchte in den 1990er Jahren ein Medium auf, eine Frau von etwa fünfzig Jahren. Natürlich steckte auch hinter dieser Aktion, trotz meiner Vorbehalte, die Sehnsucht nach Antworten. Würde diese Frau mir etwas über den Tod und über das, was danach kommt, erzählen können? Ich war zunächst gespannt und sogar etwas aufgeregt. Aber schnell merkte ich, dass ich mir das Ganze auch hätte sparen können. Nach knapp einer Stunde war ich zweihundert Mark los und hatte erfahren, dass sich um mich herum immer ein namenloser, stets lächelnder Schutzengel bewege. Meinen Wunsch, mit meinen im Krieg ermordeten Großeltern in Kontakt zu treten, konnte sie nicht erfüllen. Sie seien zu weit weg, sagte sie. Dafür bräuchte sie mehrere Sitzungen, dann allerdings würde es klappen, davon sei sie fest überzeugt. Natürlich bin ich nie wieder zu dieser Frau gegangen.

Auch die Medien, die in meiner Sendung angerufen haben, konnten mich nicht überzeugen. Ich hörte von ihnen Allgemeinplätze oder sie flüchteten sich in vage Formulierungen. Solche Personen forderte ich immer zu einem Live-Experiment vor laufender Kamera auf. Entweder lehnten sie es ab, wie der mittlerweile recht prominente Schweizer Jenseitslauscher Pascal Voggenhuber, oder sie scheiterten grandios. So erzählten sie zum Beispiel von Personen aus der »Geistigen

Welt«, die sie während des Gespräches mit mir vor Augen hätten. Diese Toten würden mich gut kennen und ich sie ebenfalls. Es seien Personen aus meiner Vergangenheit. Spätestens als ich nach den Namen der Toten fragte, erwies sich das Ganze als Humbug. Die Namen waren mir nicht bekannt.

Grundsätzlich aber möchte ich paranormale Phänomene nicht vom Tisch wischen und mich schon gar nicht darüber lustig machen. Ich weiß, dass es Menschen gibt, die über nicht erklärbare Fähigkeiten verfügen. Was es genau mit diesen Begabungen auf sich hat, maße ich mir nicht an zu beurteilen. Beim Thema »Jenseitskontakte« aber bleibe ich skeptisch. Ich glaube allerdings, dass manch ein Trauernder schon Trost bei einem Medium gefunden hat. Was ist dagegen einzuwenden, wenn ein Medium der Mutter eines verstorbenen Kindes sagt, dass alles in Ordnung sei und es dem Kind »drüben« sehr gut gehe? Fragwürdig allerdings finde ich Mehrfach-Besuche. Es darf zu keiner Abhängigkeit zwischen Medium und Klient kommen. Denn wie soll ein Trauernder den Verlust eines geliebten Menschen begreifen und den Verstorbenen loslassen können, wenn er ständig mit ihm »spricht«?

Gesprächsprotokoll

Sollten sich die Menschen oft und eingehend mit dir und den Toten beschäftigen – oder ist es gesünder, mehr an das Leben als an den Tod zu denken?

Die Menschen sollten sich stets bewusst sein, dass ich niemanden vergesse. Nie. Dies ist ja auch die einzige Gewissheit in eurem Leben. Und der, der richtig lebt, wird die Angst vor mir verlieren.

Wie lebt man denn r i c h t i g?

Im Jetzt – und ohne jemandem zu schaden. In Demut und mit Rückgrat. Und indem man nach ehrlichem Mitgefühl strebt.

Oh, so eine empathische Empfehlung von dir?

Du scheinst, wie so viele andere Menschen auch, ein falsches Bild von mir zu haben. Aber ziehe aus meiner Empfehlung keine Schlüsse auf mich selbst. Ich lasse dich nur teilhaben an meinem Wissen.

Kurze Gesprächspause

Bist du so alt wie die Erde?

Das Alter der Erde ist nur ein Wimpernschlag im kosmischen Geschehen.

Deine Zuständigkeit ist also nicht auf die Erde beschränkt?

Keineswegs. Dann hätte ich wenig zu tun.

Folglich gibt es weiteres Leben im Weltall?

Milliardenfach.

Auch solches, das wir als intelligent bezeichnen würden?

Natürlich. Ihr Menschen solltet euch nicht so wichtig nehmen.

Ja, du hast Recht. Schon jeder Einzelne nimmt sich so schrecklich wichtig. Warum ist das so?

Die Menschen sind eitel und verblendet und haben so große Angst vor der Vergänglichkeit. Je mehr sie meinen, ihr Ich aufzuwerten, desto größer die Illusion für sie, mir etwas entgegensetzen zu können.

Kann man dir überhaupt etwas entgegensetzen?

Gar nichts. Weder Reichtum noch Ruhm, weder Werke noch Hinterlassenschaften.

Aber jeder wünscht sich doch, nicht vergessen zu werden.

Ein unsinniger Wunsch. Alles Irdische wird von der Ewigkeit fortgeweht.

Alles? Auch die ganz großen geistigen und künstlerischen Leistungen der Menschheit?

Ja. Endet das Universum, so bleibt nichts.

Kurze Gesprächspause

Was war v o r Beginn des Universums?

Du greifst immer wieder nach den Sternen. Akzeptiere, dass du an die großen Fragen nicht mit deinem kleinen Verstand herangehen kannst. So wirst du immer scheitern. Das Universum und die Welten folgen einer Sinnhaftigkeit, für die es weder Sprache, Formeln noch Zahlen gibt. Verdeutliche dir deine Beschränktheit allein dadurch, dass du dir nicht einmal eine grundlegend andere Farbe neben den dir bekannten Spektralfarben vorstellen kannst.

Gibt es denn andere Farben?

Natürlich.

Auch mehrere Welten?

Ja.

Gesprächspause

Um zu verstehen, musst du lernen, deine Ratio zu verlassen.

Wie lernt man das?

Versuche, dich der Worte zu entledigen, entleere deine Gedanken.

Aber was bleibt dann?

Die Leerheit. Wenn du es schaffst, nichts mehr zu denken, bist du auf dem richtigen Weg. Und der Weg heißt: Überwindung des Ich-Bewusstseins. Nur so wirst du in das Nichts schauen können.

In das Nichts? Also in die absolute Wirklichkeit?

Ja.

Ich möchte auf die Frage nach dem r i c h t i g e n Leben noch einmal zurückkommen. Ist es sinnvoll, sich Ziele zu setzen?

Ach, Ziele. Ziele sind nichts weiter als Traumbilder, sie liegen in der Zukunft.

Was heißt das? Soll ich nichts tun und mich auf meiner faulen Haut ausruhen?

Es gibt nichts zu erreichen, mein Freund, aber viel zu erkennen. Wer faul und träge ist, erkennt gar nichts.

Aber was soll ich denn erkennen?

Dass nichts voneinander getrennt ist, dass es keine Gegensätze gibt – und dass du, so wie du dich bisher begriffen hast, ohne jegliche Bedeutung bist.

Keine besonders schöne Erkenntnis.

Aber eine notwendige. Denn nur so findest du zur Weisheit.

Weisheit? So einen hohen Anspruch habe ich gar nicht.

Solltest du aber. Denn nur die Weisen können selbstlos lieben.

Ist das erstrebenswert?

Ja, es ist der Schlüssel zum Glück.

Gesprächspause

Ich habe das Gefühl, je länger wir uns unterhalten, desto komplizierter wird es.

Was hast du von einem Gespräch mit mir erwartet? Einen Plausch über die letzte Oscar-Verleihung?

Nein natürlich nicht. Obwohl ...
vielleicht könntest du mir die nächsten Sterbedaten einiger Hollywoodstars verraten.

Ich halte es für angebrachter, jetzt eine Pause zu machen.

5

Irgendwann begann ich damit, die Toten zu besuchen. Ich durchstreifte die größten Friedhöfe meiner Stadt und wusste zunächst nicht so recht, warum. Ich hatte mich für diese Spaziergänge nicht bewusst entschieden, es passierte einfach so. Die Orte des Gedenkens an die Verstorbenen zogen mich magisch an.

Anfangs überkam mich noch ein gewisses Schaudern, wenn ich entlang der mir endlos erscheinenden Gräberreihen ging, aber schon bald war ich abgelenkt von den verschiedenen Grabinschriften. Sie weckten mein Interesse und lösten die unterschiedlichsten Assoziationen aus. Auf manchen Steinen hatten die Hinterbliebenen ihre Verzweiflung und ihre grenzenlose Traurigkeit zum Ausdruck gebracht. Andere trugen Sprüche des Trostes und der Zuversicht. Auf vielen stand lediglich die letzte kleine irdische Notiz über einen Menschen: Name, Geburtsdatum, Sterbedatum. Und schon in ein paar Jahren oder Jahrzehnten würden auch diese Erinnerungen verschwunden sein. Alte Grabsteine werden geschreddert und zu Straßenbelag verarbeitet, übrig gebliebene Knochen in einem neuen Grab auf dem Friedhof untergebuddelt, und alte Urnen landen zumeist auf dem Müll.
Besonders traurig stimmten mich immer die verges-

senen Gräber. Niemand besuchte diese Toten mehr, alles war verwildert. Und manch einem Holzkreuz hatten Wind und Wetter derart zugesetzt, dass sogar die Namen der Dahingeschiedenen nicht mehr zu entziffern waren.
Eines Tages stand ich während meiner Rundgänge plötzlich vor einem ungewöhnlichen Grab. Es gab keine Bepflanzung, sondern nur Steine. Und alle Steine waren weiß: die Grabplatte, der Gedenkstein und der Ziersplitt rundherum. Auf dem Gedenkstein war der Name einer Frau eingraviert, die das stolze Alter von achtundneunzig Jahren erreicht hatte. Auf der Grabplatte entdeckte ich einen kleinen Text. Und zwar in der linken unteren Ecke, geschrieben in hellgrauen verschnörkelten Buchstaben.
Es war ein Gedicht von Patricia Highsmith:

Bäume
In der Morgenfrühe, Stunden nach meinem Tod,
Wird um sieben die Sonne, wie an jedem Tag,
Über den Bäumen erscheinen, die ich so gut kenne.
Grün werden sie aufleuchten,
Und die dunkelgrünen Schatten
Weichen der mitleidlos-sanften gefühllosen Sonne.
Gefühllos stehen die Bäume in meinem –
meinem Garten,
Ruhig und tränenlos am Tag meines Todes.
Wie immer harren sie mit durstigen Wurzeln,

Stehen gelassen im windstillen Morgen,
Blind, schweigend, ungerührt –
Die Bäume, die ich kannte
Und aufwachsen sah und liebte.

Hatte die Verstorbene so gedacht und empfunden? War es ihr ausdrücklicher Wunsch gewesen, dass diese Worte auf ihre Grabplatte geschrieben wurden? Ich vermute, ja, denn einem Angehörigen wären die Zeilen wohl zu traurig und zu kühl erschienen. Mich sprach die Sachlichkeit des Gedichts so sehr an, dass ich es mir damals gleich von der Grabplatte abgeschrieben habe.

Friedhöfe sind sonderbare Orte der Stille inmitten turbulenter Großstädte. Man nimmt zwar die Hektik des alltäglichen Lebens rundherum noch wahr, aber man fühlt sich vor ihr geschützt. Und selbst die Zeit scheint dort eine andere zu sein als die vor den Friedhofsmauern. So empfinde ich es zumindest.

Während meiner Spaziergänge ertappte ich mich dabei, dass ich bei fast jedem Grabstein, der mir ins Auge fiel, sofort die Lebensspanne des Verstorbenen errechnete. Waren die Menschen sehr alt geworden, malte ich mir ihre Lebensetappen aus. Die Jugend in einem mir fernen Jahrhundert, ihre Berufe, ihr Familienleben, ihr Glück, ihre Schicksalsschläge, ihre

Ängste während eines Krieges, ihre Krankheiten, ihre Schmerzen, ihr Sterben. Stand ich vor dem Grab eines Kindes, hatte ich sofort die Bilder von verzweifelten und fassungslosen Eltern vor Augen. Und ich stellte mir die Frage, wie das Kind wohl sein Sterben empfunden hatte. Wenn es alt genug gewesen war, um das Nahen des Todes zu verstehen, hatte es Angst gehabt? War es in großer Seelennot gewesen? Hatte es versucht, dem Tod zu trotzen?
Trat ich vor Grabsteine auf denen mein Geburtsjahr zu lesen war, ging mir immer ein besonderer Stich durchs Herz. Als wäre der Tod dadurch noch näher an mich herangerückt. Derjenige, der dort tief in der Erde lag, hatte das Leben bereits verlassen müssen. Ich lebte, ja. Aber wie lange noch?
Und immer wieder stellte ich mir die Leiden der Verstorbenen vor. Den wenigsten war wohl ein gnädiger Tod geschenkt worden. Die meisten waren krank gewesen, hatten gekämpft, gehofft und schließlich verloren. *Alle* hier hatten verloren. Wie absurd mir in Anbetracht dieser Gedanken die Welt als solche vorkam. All das Streben und Ehrgeizgezappel, all die Eitelkeiten und Lügen, all die Niedertracht und der Hass. Aber auch das Schöne erschien mir wieder fragwürdig, so wie ich es schon allzu oft empfunden hatte. Alles muss vergehen, alles muss sterben. Warum sollte ich mich also um das Gute und Schöne bemühen? War es letztendlich nicht egal, ob ich Schönes in

meinem Leben erlebte – oder eben nicht? Das Schöne würde mein Nichtsein nach meinem Tod weder abwenden noch verkürzen können. Und nur darum ging es mir doch.

Mittlerweile waren mehrere Menschen aus meinem Umfeld verstorben. Neben Nina ein paar weitläufige Verwandte, ein Studienkollege, eine ehemalige gute Bekannte und der Bruder meines Vaters, mein Patenonkel. Ihn hatte ich sehr gemocht, und sein plötzlicher Tod traf unsere Familie ins Mark. Ich kann mich noch sehr genau an den Anruf seiner Tochter, also meiner Kusine, erinnern. Ich nahm den Hörer ab, hörte zunächst ein paar Sekunden nichts, dann sagte sie mit leiser Stimme: »Papa ist tot«, und schwieg wieder. Ich hatte das Gefühl, mein Herz habe aufgehört zu schlagen – und sagte ebenfalls nichts. Es waren endlose Sekunden des Schweigens, bis ich schließlich stammelte: »Das kann doch nicht wahr sein ... warum denn?«

Die Beerdigung meines Onkels war ein Alptraum für mich. Nie zuvor hatte ich meinen sonst so starken und selbstbeherrschten Vater derartig traurig und niedergeschlagen erlebt. Dieser Tod stellte für ihn einen besonderen Einschnitt dar. Er hatte durch den Krieg sowohl seine Eltern als auch seinen zweiten Bruder verloren. Mein Onkel und mein Vater waren die einzigen Überlebenden der Familie gewesen. Nun musste er von dem letzten und engsten Blutsverwandten seiner Generation Abschied nehmen. Auch meine Mutter war außer sich vor Schmerz. War doch das Verhältnis zwischen ihr und meinem Onkel immer sehr herzlich und gut gewesen. Noch kurz zuvor hatte die Familie den Geburtstag des Onkels gefeiert – und nun standen wir alle an seinem Sarg. Die Einzelheiten der Bestattungszeremonie habe ich nicht mehr im Gedächtnis. Aber ich weiß noch genau, dass die Worte des Pastors ungehört an mir vorbeirauschten, und dass ich trotz aller Bestürzung voll des Zornes war. Denn es hatten sich Verwandte eingefunden, von denen ich genau wusste, dass ihnen der Tod meines Onkels vollkommen egal war. Ich wollte sie nicht sehen – und am liebsten hätte ich sie aus der Trauerhalle hinausgeworfen. Aber dazu hatte ich natürlich nicht das Recht. Und dann erinnere ich mich noch, wie ich am offenen Grab des Onkels stehe und auf den bereits hinabgelassenen dunkelbraunen Sarg starre. Ich konnte es nicht fassen, dass in dieser Holzkiste der mir so vertraute Mensch lag, und ich brachte es nicht über das Herz, eine Schaufel Erde darauf zu streuen. Plötzlich musste ich an Ninas Mutter denken, an ihre Worte, die sie zu uns bei der Verabschiedung an der Haustür gesagt hatte – und ich flüsterte, unhörbar für die anderen, vor mich hin: »Nun werde ich ihn nie mehr wiedersehen. Nie mehr.«

War ich auf den Friedhöfen unterwegs, hatte ich immer das Gefühl, »meine« Toten würden mich begleiten. Ich fühlte mich ihnen zumindest sehr nahe und dachte viel über ihr Leben und ihr Schicksal nach. Dabei beschäftigten mich besonders meine im Krieg ermordeten Großeltern. Sie waren in den letzten Kriegsmonaten in Westpreußen von polnischen Kommunisten in einen See getrieben worden – und dann hatte man sie kurz vor dem Ertrinken erschossen. So wurde es meinem Vater, der Soldat gewesen war, nach dem Krieg von einem Nachbarn meiner Großeltern erzählt. Dieser hatte sich in letzter Minute retten können und war in den Westen geflohen. Meine Oma und mein Opa lagen also auf keinem Friedhof, hatten kein schönes Grab und keinen würdigen Gedenkstein. Ihre Leichen waren vermutlich in dem See verblieben – oder ein barmherziger Mensch hatte sie vielleicht irgendwann an Land gezogen und irgendwo verscharrt. Ich stellte mir so oft ihre Angst und Not vor, die sie ausgestanden hatten, während sie auf den See zuliefen und ihre Mörder im Nacken hatten. Manchmal war diese Vorstellung so intensiv, so real, dass ich Herzklopfen bekam und es mir schließlich untersagte, noch weiter und genauer über die Mordszene nachzudenken.

Ich konnte sehr gut verstehen, dass mein Vater nach dem Krieg nie wieder einen Besuch in seiner alten Heimat gemacht hatte. Es hätte ihm wohl das Herz

gebrochen. Denn auch sein Elternhaus war zerstört worden, so hörte man, und an den besagten See, der nicht weit vom elterlichen Grundstück entfernt war, hätte er niemals gehen können.
Und selbst ich, der einer anderen Generation angehört und für den das Geschehene so weit weg liegt, habe mich bis heute nicht dazu durchringen können, einmal in das Heimatdorf meines Vaters unweit von Danzig zu reisen. Es wäre ja heutzutage überhaupt kein Problem. Aber ich habe schlichtweg Angst vor dem großen Schmerz, der mich mit Sicherheit beim Anblick des Sees und auch des alten Dorfes überwältigen würde. Warum also sollte ich mir das antun?

Ich habe mich immer darüber gewundert, dass die Menschen selbst im Angesicht des Todes nicht bescheiden werden. Auf allen Friedhöfen, die ich durchstreifte, gab es eine Unzahl von monumentalen oder zumindest sehr aufwändig gestalteten Grabstätten. Sicher, dafür waren die Hinterbliebenen verantwortlich, aber manch ein Verstorbener hatte schon zu Lebzeiten gewusst, welche Trutzburg ihn dereinst beherbergen sollte und war damit einverstanden gewesen. Ein Ausbund an Eitelkeit also. Sowohl der Hinterbliebenen als auch der Verstorbenen. Und der jämmerliche Versuch, die vermeintlich irdische Wichtigkeit zu konservieren und dem Tod etwas entgegenzuhalten.

Für mich hatte ich schon lange die Entscheidung getroffen, was mit mir nach meinem Ableben zu tun sei. Ich wollte verbrannt und anschließend anonym beigesetzt werden. Später allerdings erfuhr ich von einer Bestattungsform, die mich bis heute fasziniert und beeindruckt. Man nennt sie »Himmelsbestattung«, und sie zählt zu den wohl ungewöhnlichsten Totenriten, von denen ich je gehört habe. Praktiziert wird die Himmelsbestattung in verschiedenen Ländern Zentralasiens, vorwiegend jedoch in Tibet. Bei uns ist sie verboten. So poetisch die Bezeichnung »Himmelsbestattung« auch klingen mag, so schockierend ist für viele Menschen das Ritual selbst. Der Verstorbene wird noch vor Sonnenaufgang zu einem bestimmten Platz in freier Natur gebracht. Dort erwarten ihn bereits die so genannten Leichenzerstückler, die ihn von den Totentüchern befreien und ihn nackt auf die Erde legen. Mit Sonnenaufgang beginnen sie dann damit, den Toten zu zerteilen und ihn an die zuvor angelockten Geier zu verfüttern. Geier gelten in großen Teilen Asiens als heilige Tiere, da sie niemals töten, um sich zu ernähren. In der Regel soll es recht schnell gehen, bis die Vögel einen Menschen verspeist haben. Die übrig gebliebenen Knochen werden entweder eingesammelt und verbrannt – oder zerhackt, mit dem Restfleisch zermahlen und dann auch den Vögel vorgeworfen.

Eine ähnliche Bestattungsform wird in Indien prak-

tiziert. Auf so genannten »Türmen des Schweigens« legt man den unzerteilten Leichnam ganz oben ab und überlässt ihn dort den Vögeln.
Auf uns Europäer mag dieser Umgang mit Toten brutal und abstoßend wirken. Je länger ich jedoch darüber nachdachte, desto sympathischer wurde mir diese Bestattungsform. Denn so kann ich sofort nach meinem Tod einem anderen Lebewesen etwas Gutes tun, indem ich ihm meinen Körper als Nahrung zur Verfügung stelle. Für Hinterbliebene, die mit dem Ritual der Himmelsbestattung nicht vertraut sind, ist der Vorgang natürlich erschütternd.

Auf meinen vielen Spaziergängen über die Friedhöfe ging ich Gesprächen in der Regel aus dem Weg. Ab und zu allerdings ließen sich Kontakte und auch kleinere Unterhaltungen nicht vermeiden. Eine habe ich bis heute nicht vergessen. Sie hat sich tief in mein Gedächtnis eingebrannt.
Es war ein warmer Juliabend, als mir schon von weitem eine kleine ältere Frau auffiel, die an einer Wasserzapfstelle hantierte. Ich kam näher und sah, dass sie offensichtlich Schwierigkeiten mit dem zu fest zugedrehten Wasserhahn hatte. Wir grüßten uns, und ich bot ihr meine Hilfe an. Und dann trug ich ihr die gefüllte Gießkanne zu »ihrem« Grab. Es waren einige Meter zu gehen, und eine vorsichtige Unterhaltung entspann sich. Zunächst über Belangloses: den Sommer, die Eichhörn-

chen und die prächtigen Buchen des Friedhofs. Als wir am Grab angekommen waren, sah ich auf dem Gedenkstein drei Namen. Erst beim zweiten Blick ahnte ich den Zusammenhang. Dort lagen ein älterer Mann, ein jüngerer Mann und eine jüngere Frau. Und alle drei hatten denselben Nachnamen. Die Frau begann, schweigend die Blumen zu gießen, bis ich mir ein Herz fasste – und sie nach den Verstorbenen fragte. Was ich zu hören bekam, ergriff mich tief.

Im Grab lagen ihr Mann und ihre beiden erwachsenen Kinder. Der Sohn war neunundzwanzig Jahre alt geworden, die Tochter fünfundzwanzig. »Wir sind immer eine so glückliche Familie gewesen – bis vor neun Jahren die Katastrophe kam«, sagte die Frau. Ihre Tochter hatte, als sie rückwärts mit dem Familienwagen aus der Garage fuhr, nicht bemerkt, dass ihr Bruder unter dem Auto lag. Er wollte irgendetwas an der Auspuffanlage reparieren. Zudem hatte sie den Kopfhörer eines Walkmans auf und konnte deshalb die Rufe ihres Bruders nicht hören. Alles soll sehr schnell gegangen sein. Beim Zurücksetzen fuhr sie dann über den Hals bzw. den Kopf des Bruders. Er war sofort tot. Zwei Monate später nahm sie sich mit Schlaftabletten das Leben, die Schuldgefühle waren für sie unerträglich geworden. Wiederum einen Monat danach erhängte sich der Vater der beiden, weil er die Seelenschmerzen nicht mehr hatte aushalten können. Zurück blieb die Frau. Das Ehepaar hatte keine weiteren Kinder.

Das also war die Geschichte dieses Grabes. Die Frau erzählte sie mir ganz sachlich, konzentriert und ohne zu weinen. Sie hatte vermutlich keine Tränen mehr.

Am unteren Rand des Grabsteins stand zu lesen:
Der Liebe Ende ist das Leid.

Gesprächsprotokoll

Ich möchte mit dir über die Liebe sprechen.

Ich fühle mich geehrt. In der Regel denken die Menschen nicht an mich, wenn sie sich mit der Liebe beschäftigen.

Das geht mir genauso. Aber ich möchte erfahren, was du über die Liebe weißt.

Alles.

Wirklich alles?

Ja.

Was also hat es mit der Liebe auf sich?

Sie ist das Ziel, die endgültige Erfahrung.

Das ist mir zu abstrakt.

Gut, über welche Liebe möchtest du mit mir sprechen?

Du hast Recht, es gibt tausend Vorstellungen und tausend Meinungen über die Liebe. Ich will konkret fragen: Im Christentum finden wir das Gebot der Nächstenliebe. Was denkst du darüber?

Mit moralischen Forderungen erreicht man nichts. Liebe kann man nicht verordnen.

Sondern?

Man muss zu ihr finden.

Wie findet man zur Liebe?

Nur über das Mitgefühl.

Aber wenn ich mich in jemanden verliebe, empfinde ich doch kein Mitgefühl für die Person.

Über diese Form der Liebe spreche ich nicht. Sie ist allzu menschlich, denn sie sucht Bestätigung.

Also gibt es eine gute und eine weniger gute Liebe?

Sagen wir es so: Es gibt eine Liebe, die um das Ich kreist, die fieberhaft ist, die haben und besitzen will, die der Selbstentfaltung dient und die voller Absichten steckt. Diese Liebe hält den Menschen gefangen in seinem Ego.

Hast du etwas gegen Selbstentfaltung?

Natürlich soll der Mensch gemäß seiner eigenen Natur leben. Nur – Selbstentfaltung, wie sie heute verstanden wird, endet im Narzissmus und im Individualismus.

Aber es ist doch schön, dass wir alle Individualisten sind – und eben nicht als Konformisten durch die Welt laufen.

Darum geht es nicht. Die Weisen der Welt waren nie Konformisten, im Gegenteil, aber sie haben alle die Erfahrung der Ich-Überwindung gemacht.

Was nun ist die ... wie soll ich es sagen ... richtige oder gute Liebe?

Die keinen Zweck verfolgt und den Menschen selbstlos werden lässt – selbstvergessen. Und das bedeutet die Abkehr von Stolz, Wut, Eifersucht, Gier und Ärger.

Klingt gut und ist sicher erstrebenswert.

Ja, wer so liebt, hat Ehrfurcht vor allem. Vor allen Lebewesen und allen Dingen.

Aber es erscheint mir so unendlich schwer, all meine Emotionen, Triebe, Sehnsüchte und Hoffnungen zu beherrschen oder gar zu überwinden.

Dazu bedarf es der Übung und immer wieder der inneren Einkehr. Hast du aber zur Liebe gefunden, kannst du machen, was du willst – du wirst immer das Richtige tun.

Was erkenne ich, wenn ich auf diese Weise liebe?

Dass eins alles ist – und alles eins.

Wie bitte?

Wenn du liebst, machst du eine Einheitserfahrung. Du erkennst, dass du mit allem verbunden bist.

Also reden wir nicht über die Liebe zu einer Person.

Nein. Diese Liebe, über die ich spreche, geht weit über ein »Ich liebe dich« hinaus. Weil es in dieser Liebe weder »Ich« noch »Dich« gibt.

Kurze Gesprächspause

Ist dieses Gefühl eine Gotteserfahrung?

Wenn du den Begriff Gott noch einmal gebrauchen möchtest, ja.

Kurze Gesprächspause

Du sprachst gerade davon, dass es der Übung bedürfe, um die Widerspenstigkeiten des Ichs zu überwinden. Was genau meinst du mit Übung?

Schweigen ist der Schlüssel zu allen Geheimnissen. Übe dich darin, wann immer du kannst. Aber du musst auch im Geiste schweigen lernen – bis eine große Stille in dir herrscht.

Gesprächspause

Was denkt der Tod über die Sexualität?

Die Sexualität gehört zum Menschen wie das Atmen, das Essen und das Trinken.

Auf Sexualität jedoch kann man verzichten.

Ja, aber ein jeder gehe seinen Weg. Es gibt keine Regeln. Erotik und Sexualität können durchaus Stufen sein, die zu tiefen spirituellen Erfahrungen führen.

Und wenn es aber ausschließlich um Lust geht?

Nur Süchte schaden dem Menschen.

Die meisten Religionen zeigen sich nicht gerade sinnenfreundlich, sie trennen Geist und Körper.

Weil sie sich als moralische Sittenwächter aufspielen. Der Körper aber sei des Menschen Freund – nicht sein Feind.

Ich möchte noch einmal grundsätzlich auf die Liebe zurückkommen. Unter den Menschen gelten du, der Tod, und die Liebe als die ewigen Gegenspieler. Wer nun hat die größere Macht?

Du scheinst noch nicht verstanden zu haben. Liebe und Tod sind ebenso wenig gegensätzlich wie Tod und Leben, Hell und Dunkel, Gut und Böse.

Das verstehe ich nicht.

Weil du in Dualitäten denkst. Davon musst du dich befreien. Wenn ich von Einheit und Einheitserfahrung spreche, meine ich genau das: Alles beinhaltet auch immer das Gegenteil.

Kurze Gesprächspause

Darüber müssen wir noch genauer reden ...
Demzufolge aber ist der Spruch unzutreffend, den ich damals auf dem Grab der alten Frau gelesen habe, die beide Kinder und ihren Mann verloren hatte?

Wie lautete der Spruch?

Oh, offenbar kann auch der Tod mal etwas vergessen.

Im Vergessen liegt viel Gnade – zumindest für euch Menschen. Also, wie hieß der Satz?

»Der Liebe Ende ist das Leid.«

Er ist falsch, weil es kein Ende der Liebe gibt – so wenig wie einen Anfang.
Er ist richtig, weil hier offensichtlich die personale Liebe gemeint war.

Was hätte die Frau trösten können?

Vielleicht ein Blick auf die Blüte einer Rose – oder das Geräusch fallenden Schnees in der Stille.

6

Ich wurde älter und älter, aber ich kam keinen Schritt in der Frage weiter, wie ich den Tod einordnen sollte. Die Angst vor ihm hatte sich nicht im Geringsten verändert, und mir war es unbegreiflich, wie perfekt unsere konsumorientierte und glitzernde westliche Kultur den Tod verdrängte und tabuisierte. Kaum jemand schien sich mit ihm zu beschäftigen. Kam es dann aber zu einem Todesfall, waren die Hinterbliebenen oftmals völlig überfordert, und niemand stand ihnen wirklich und dauerhaft zur Seite. »Um ein Todeshaus machen die Menschen einen Bogen«, sagte mir einmal eine Anruferin in meiner Sendung, die ihren krebskranken Sohn in ihrem Haus bis zum Schluss gepflegt und umsorgt hatte. Ähnliches haben mir viele Menschen erzählt. Unmittelbar nach einem Trauerfall kommen sie noch, die Nachbarn, Verwandten oder Freunde. Man sagt »Herzliches Beileid«, geht zur Beerdigung, kauft einen Kranz oder ein Blumengesteck, ruft, wenn es hochkommt, noch zwei-, dreimal an oder macht einen Besuch – und das war es dann auch. Nach ein paar Wochen oder gar Monaten ist das Thema abgehakt. Nur für die Hinterbliebenen des Verstorbenen nicht, die sich kaum mehr trauen, ihren Schmerz noch von sich aus anzusprechen. Sie haben Angst, die anderen mit ihren ernsten Gedanken zu belästigen. Spätestens wenn ein Trauernder den Satz hört »Das Leben muss ja weitergehen«, wird er sich gänzlich in sich zurückziehen. Bestimmt zwei Drittel meiner Anrufer, die einen geliebten Menschen verloren hatten, fühlten sich allein und isoliert, besonders wenn der Todesfall schon etwas länger zurücklag. Niemand mehr brachte das Gespräch auf den Verstorbenen, keiner mehr fragte die Trauernden nach ihrem Befinden. Ein Armutszeugnis für unsere moderne Zivilisation, in der Tod und Sterben wie ein Störfall behandelt werden, und die alles daran setzt, die Vergänglichkeit vergessen zu machen.

Vor ein paar Jahren dann fiel mir ein merkwürdiges Buch in die Hände. Es stammte aus einer mir bis dahin fremden Kultur – und zog mich sofort in seinen Bann. Sein Name: *Das Tibetische Totenbuch.*
Ich hatte mich bis zu diesem Zeitpunkt kaum mit anderen Religionen und deren Haltung zum Tod beschäftigt. Nach meiner Abkehr vom christlichen Glauben erwartete ich nichts Erhellendes mehr von anderen religiösen Modellen. Ging es doch immer um mehr oder weniger komplexe Gedankengebäude, die man entweder glaubt – oder eben nicht. Ob der Anzubetende nun Jesus, Allah, Vishnu, Jahwe oder Buddha hieß, machte für mich keinen Unterschied. Ich konnte und wollte niemanden mehr anbeten. Trotzdem begann ich, in dem heiligen Buch des tibetischen

Buddhismus zu lesen. Und Glauben hin oder her, das Buch ließ mich nicht mehr los. Über Wochen vergrub ich mich in jeder freien Minute darin und mühte mich durch die schwierigen und bisweilen gruseligen Texte. Sollte alles so sein, wie das Buch es beschreibt, so stünde wohl den meisten Menschen, unmittelbar nach ihrem Ableben, eine schwierige und unter Umständen äußerst beängstigende Bewährungsprobe bevor.
Im Folgenden möchte ich ein wenig von diesem geheimnisvollen Werk erzählen.

Es ist ungefähr zwölfhundert Jahre alt, als Verfasser gilt der tibetische Heilige Padmasambhava und im Original heißt das Buch *Bardo Thödol*, was übersetzt in etwa bedeutet: Befreiung nach dem Tode durch andächtiges Zuhören. Erst 1927 wurde es von dem amerikanischen Anthropologen Walter Yeeling Evans-Wentz für die westliche Welt entdeckt und erschlossen. Er hat das Buch unter Anleitung eines tibetischen Gelehrten ins Englische übersetzt und zunächst in den USA veröffentlicht. Im Vorwort zur dritten englischen Auflage 1955 schreibt Evans-Wentz: »Die Botschaft dieses Buches ist, dass die Kunst des Sterbens ebenso wichtig ist wie die Kunst zu leben ... ferner, dass das künftige Dasein vielleicht sogar ganz abhängt von einem richtig gemeisterten Tod ...«
Dazu muss erklärt werden, dass der tibetische Bud-

dhismus und so auch das *Bardo Thödol* fest in der Reinkarnationslehre verwurzelt sind. Ohne den Glauben an die Wiedergeburt gäbe es vermutlich kein Totenbuch. Wobei allerdings das große Hauptanliegen des *Bardo Thödol* darin besteht, genau diese Wiedergeburt zu verhindern und es dem Verstorbenen zu ermöglichen, ins Nirwana einzugehen. Denn Wiedergeburt bedeutet Leid, Anstrengung, Mühsal und erneuten Tod. Nirwana hingegen Erlösung und ewiges Glück. Aber eins nach dem anderen.

Zunächst noch eine Begriffserklärung. *Bardo* bedeutet »Zwischenzustand« und umfasst die Zeitspanne vom Moment des Todes bis zur Wiedergeburt beziehungsweise bis zum Eintritt ins Nirwana.

Der Bardo dauert nach der Lehre des *Tibetischen Totenbuches* maximal neunundvierzig Tage an. Während dieses gesamten Zeitraumes sollte dem Verstorbenen aus dem Totenbuch *vorgelesen* werden. Zuerst in der unmittelbaren Nähe des Sterbenden bzw. des Leichnams, später, nach dessen Beisetzung, in einer der Angelegenheit würdigen Räumlichkeit oder auch im Freien. Denn man geht davon aus, dass die Seele des Toten während dieser Zeit alles hört und unter ungünstigen Umständen bis zum neunundvierzigsten Tag in Aufruhr ist, in der Zwischenwelt umherirrt und sich gegen Dämonen und finstere Götter zur Wehr setzen muss. Das Vortragen der heiligen Texte soll dem Verstorbenen helfen, Orientierung im Bardo zu finden. Im besten Fall kann die Seele ins Nirwana eingehen, im ungünstigsten Fall kommt es zu einer schlechten Wiedergeburt, zum Beispiel im Tierreich. Viel hängt davon ab, wie der Verstorbene sich im Bardo verhält. Schafft es seine Seele nicht, ins Nirwana einzugehen, so gilt es, als Mensch in guten Verhältnissen wiedergeboren zu werden. Die Wiedergeburt als Tier wird als Nachteil oder gar Strafe für schlechte Taten angesehen. Wobei klarzustellen ist, dass es im Buddhismus keine individuelle menschliche Seele gibt, so wie wir sie uns in der christlichen Tradition vorstellen. *Was* dann allerdings konkret wiedergeboren wird und sich zuvor im Bardo aufgehalten hat, ist mir bis heute nicht wirklich klar.

Das Vorlesen aus dem *Bardo Thödol* beginnt in der Sterbestunde am Totenbett unter anderem mit folgenden Worten:
»Wohlgeborener Freund, jetzt ist die Zeit gekommen. Deine Atmung wird gleich aufhören. Du bist im Begriff, die Schwelle zu dem Zustand zu überschreiten, den man gemeinhin Tod nennt. Sage jetzt zu dir selbst: Die Stunde meines Todes ist da. Ich will diesen Tod ausnützen, um die völlige Erleuchtung zu erlangen, zum Wohle aller Lebewesen.
Wohlgeborener Freund, du machst jetzt die Erfahrung des absolut klaren Lichts. Dein Bewusstsein bildet mit dem strahlenden und ekstatischen Bewusstsein an sich

eine Einheit. Es kennt nun weder Geburt noch Tod. Es ist das Licht, das sich nie wandelt. Wenn du die Leere deines Bewusstseins als Erleuchtung erkennst, brauchst du dich nur mehr in dich selbst versenken, um erleuchtet zu werden ...«
Während dieser Ansprache ist der Sterbende auf die rechte Seite zu legen, und der Vorleser presst die Arterien rechts und links der Kehle sanft zusammen. Dies soll bewirken, dass die restliche Lebenskraft nicht in die Energiekanäle der Wirbelsäule zurückfließt, sondern durch die so genannte brahmanische Öffnung im Schädel entweichen kann.
Ein besonders begabter und spiritueller Mensch ist in der Lage, bereits nach diesen wenigen Belehrungen die Erlösung zu erlangen. Er geht ins Nirwana ein und erfährt somit Befreiung aus dem Kreislauf der Wiedergeburten. Laut *Tibetischem Totenbuch* wird dieses Glück aber nur sehr wenigen Personen zuteil. Die meisten Menschen sind direkt nach ihrem letzten Atemzug verwirrt und wissen nicht, was mit ihnen geschehen ist. Sie können nicht einmal beurteilen, ob sie nun tot sind oder noch leben. Sie sehen und hören, was um sie herum geschieht, können nichts einordnen und geraten bald in große Angst.

Das Totenbuch unterscheidet drei Bardo-Zustände: Chikhai-Bardo, Chönyid-Bardo und Sipa-Bardo. Der Verstorbene erlebt sie nacheinander. In jedem Bardo-

Zustand kämpft er sozusagen um das Heil seiner Seele. Hat er es in den ersten beiden Bardos nicht geschafft, das Nirwana zu erlangen, so wird es im Sipa-Bardo, also dem letzten Bardo-Zustand, sehr schwer für ihn. Hier geht es eigentlich nur noch darum, eine schlechte Reinkarnation zu verhindern.

Der erste Bardo ist der kürzeste und erstreckt sich lediglich über den Moment des Sterbens bis zum Eintritt des Todes. Wer in diesen wenigen Augenblicken, wie oben erwähnt, erkennt, was zu erkennen nötig ist, braucht den Beistand des Totenbuches nicht mehr.

Der zweite Bardo-Zustand dauert vierzehn Tage.

In dieser Zeit erscheinen dem Verstorbenen sowohl freundliche, als auch zornige und furchteinflößende Gottheiten. Er kann aber auch wahrnehmen, was in der irdischen Welt passiert. Beispielsweise sieht er seine trauenden Angehörigen und ist als Geistwesen bei seiner eigenen Beerdigung anwesend.

Jeden Tag nun liest der Vorleser dem Toten aus dem *Bardo Thödol* vor. Unter anderem Folgendes:

»Wohlgeborener Freund. Du hast jetzt die Welt der Lebenden verlassen. Aber du bist nicht der Einzige; der Tod kommt zu allen. Lass dich nicht aus falscher Sentimentalität und Schwäche dazu verleiten, dich an dieses Leben zu klammern. Der einzige Effekt wäre, dass deine Wanderung im Kreislauf der Wiedergeburt weitergeht ...

Dein momentaner Körper besteht ausschließlich aus

Gedanken und Neigungen. Du kannst nicht nochmals sterben ...
Du bist im Bardo, dein künftiges Schicksal hängt davon ab, dass du dies erkennst ...«

Das Totenbuch sagt, dass maßgeblich das Karma des Verstorbenen, also die Essenz seines Handelns und Denkens, darüber entscheidet, welchen Weg er im Bardo einschlägt. Dennoch sind die Belehrungen des *Bardo Thödol* äußerst wichtig und können der Seele im entscheidenden Moment hilfreich zur Seite stehen und sie sogar retten. Hat der Tote im Laufe seiner vorangegangenen Leben viel schlechtes Karma angesammelt, wird er den bösen Gottheiten, die ihm in der Zwischenwelt entgegentreten, hilflos ausgeliefert sein.

So heißt es zum Beispiel weiter:
»Wohlgeborener Freund, die ersten beiden Gottheiten, die sich hier vor dir manifestieren, sind der glorreiche Große Buddha Heruka und seine Gefährtin. Sie steigen aus der Mitte deines Gehirns auf. Heruka ist von dunkelbrauner Farbe und hat drei Köpfe, sechs Arme und vier Beine. Von seinem Körper steigt flammender Glanz auf. Er reißt seine neun Augen zornig auf. Seine schiefen und vorstehenden Zähne glänzen metallisch. Aus seinem Mund dringt neben einem unverständlichen Lallen und Lachen auch ein durchdringendes Pfeifen. Sein Kopfschmuck besteht aus

getrockneten Totenschädeln. Um seinen Leib schlingen sich schwarze Schlangen und Schnüre, auf denen blutige Menschenköpfe aufgereiht sind ...
Du siehst, wie sie die Zähne ihres Oberkiefers in die Unterlippe schlagen, wie sie dich mit glasigen Augen anglotzen. In der Hand halten sie das Buch des Gerichtes. Sie stoßen wilde Schlachtrufe aus, schmausen Menschenhirn und schlürfen Blut, sie reißen Leichen die Köpfe ab und die Herzen heraus ...
Rufe deinen religiösen Lehrer an und bete:
Oh weh, ich irre im Bardo umher, rette mich!
Sei mir gnädig, lass mich nicht im Stich!«

An dieser Stelle möchte ich etwas sehr Wichtiges erläutern. Es handelt sich sozusagen um die Kernaussage des gesamten *Tibetischen Totenbuches* und wird in allen Ansprachen an den Toten immer und immer wieder dargelegt und unterstrichen:
Sämtliche Gottheiten, die guten und die fürchterlichen, die sich dem Verstorbenen zeigen, sind nichts weiter als seine eigenen unterbewussten Projektionen. Kein Gott ist real. Kein Dämon existiert wirklich. Alle Erscheinungen sind zurückzuführen auf die Psyche des Verstorbenen. Und das Totenbuch geht noch weiter. Die zornigen Gottheiten sind im Grunde identisch mit den friedlichen. Einer Münze gleich zeigt sich auf der einen Seite das Gute – und auf der anderen Seite das Böse. Aber es ist dieselbe Münze.

So heißt es im *Bardo Thödol* in einer Textpassage, die am dreizehnten und vierzehnten Tag nach Eintritt des Todes vorgelesen werden soll:
»Wohlgeborener Freund, am vierzehnten Tag tauchen die vier Hüterinnen der Schwelle vor dir auf. Sie haben ähnliche Attribute wie die männlichen Hüter ... allerdings wirken sie schrecklicher, weil sie die Köpfe von Tieren haben. Aber auch bei ihnen handelt es sich um Projektionen deines eigenen Gehirns. Als solche musst du sie erkennen. Genauso kannst du sie mit deinen Schutzgottheiten identifizieren ...
Erkenne, dass alles, was im Bardo vor deinen Augen auftaucht, eine Manifestation deines Unterbewusstseins ist.«
Wenn der Verstorbene dies wirklich und tief erkennen kann und sein Karma entsprechend gut ist, so findet er Erlösung und Befreiung.

Jener Verstorbene aber, der am vierzehnten Tag nach seinem Tod den Bardo nicht verlassen konnte, geht nun ein in den dritten Bardo-Zustand, den Sipa-Bardo, dieser dauert bis zum neunundvierzigsten Tag. Hier wird die Seele konfrontiert mit dem Totenrichter, den man vereinfacht als das Gewissen des Toten deuten kann.
Im *Bardo Thödol* heißt es dazu:
»Der Totenrichter schlingt einen Strick um deinen Hals und zerrt dich weg. Er schlägt deinen Kopf ab

und reißt dein Herz und deine Eingeweide heraus. Er schlürft dein Gehirn aus und trinkt dein Blut. Er verschlingt dein Fleisch und benagt deine Knochen. Aber du bist unfähig zu sterben. Selbst wenn dein Körper in Stücke zerhackt wird, erholt er sich wieder. Das wiederholte Zerhacken bereitet furchtbaren Schmerz und ungeahnte Qual.«

In dieser Situation hat das Totenbuch das Anliegen, die Seele des Verstorbenen unbedingt zu beruhigen und sie durch gezielte und ausführliche Unterweisungen von dem Einzug in einen neuen Mutterleib abzuhalten: »... Bete. Identifiziere all diese schrecklichen Erscheinungen mit deinen Schutzgottheiten oder dem Herrn der Barmherzigkeit ... höre auf, krampfhaft nach einem neuen Körper zu suchen. Dies führt nur zu neuen Leiden ...«

In den meisten Fällen allerdings werden die Unterweisungen nicht fruchten, da der Geist des Verstorbenen im Sipa-Bardo in einer äußerst konfusen Verfassung ist und er den Bardo so schnell wie möglich verlassen möchte. Dann geht es nur noch darum, das Schlimmste zu vermeiden. Also zum Beispiel eine Wiedergeburt als Tier – oder als nicht klar beschriebenes Wesen in der Hölle. Diese »Hölle« ist sicher nicht im christlichen Sinne zu verstehen. Dennoch handelt es sich um einen schrecklichen und grauenerregenden Ort.

Die letzten Worte des *Tibetischen Totenbuches* lauten: »Durch diese Auserwählte Lehre erreicht man Buddhaschaft im Augenblick des Todes ... es gibt keine Lehre, die diese überträfe. Damit sind die Tiefen Herztropfen der Bardo-Lehre, genannt der *Bardo Thödol*, der verkörperte Wesen befreit, beendet.«

Ich habe lange darüber nachgedacht, warum mich dieses mysteriöse Buch damals, trotz seiner Glaubensdogmen, so sehr anzog. Wahrscheinlich war es die Faszination darüber, wie präzise und absolut ernsthaft die Nach-Tod-Welt darin beschrieben wird. Jede Aussage, jede Drohung, jeder Trost scheinen von tiefer Gewissheit getragen zu sein. Der Verfasser weiß ganz genau, wovon er spricht. Kein einziger Satz duldet Zweifel. Und es ist schon atemberaubend, was wir da alles lesen: Der Tote ist in der Lage, seinen eigenen Leichnam genau in Augenschein zu nehmen. War er zu Lebzeiten blind oder taub, jetzt als Geistwesen kann er während der neunundvierzigtägigen Bardo-Zeit perfekt sehen und hören. Er besitzt sogar übernatürliche Fähigkeiten. Im Totenbuch heißt es: »... Du hast deinen früheren Körper endgültig abgestreift, dein jetziger Körper besteht nicht mehr aus Materie. Mit ihm kannst du ungehindert massive Felsen, Hügel, Gesteine und Häuser durchqueren ... du kannst in einem Augenblick die vier Kontinente durchqueren. In dem Zeitraum, in dem ein lebender

Mensch gerade die Zeit hat, seinen Arm zu beugen oder zu strecken, transportierst du deinen ganzen Körper an jeden beliebigen Ort.«
Der Tote hat zudem die Fähigkeit, die Gedanken der Lebenden zu lesen – sprechen allerdings kann er nicht mit ihnen. Sollte er dies doch versuchen, so wird er scheitern. Die Lebenden können ihn weder sehen noch hören, egal was er tut. Dafür aber nimmt er andere Verstorbene im Bardo wahr – und die wiederum können auch ihn sehen. Jedoch gilt es, sich von diesen »Schicksalsgenossen« fernzuhalten, da sie nie hilfreich sind und eine ablenkende Wirkung haben.

Interessant fand und finde ich das Deutungsmodell des Totenbuches. Alles ist auf die Seele bzw. Psyche des Verstorbenen zurückzuführen. In allem, was er sieht und fühlt, drückt sich das eigene Unterbewusstsein aus.
Vieles davon erinnert mich an die Denkansätze und Lehren der modernen Psychologie, und es ist höchst erstaunlich, dass man schon vor über tausend Jahren derartige Ideen hatte.

Was auf mich großen Eindruck gemacht hat, ist die Menschlichkeit des *Bardo Thödol.* Die Hinterbliebenen bemühen sich über den Zeitraum von neunundvierzig Tagen um das Seelenheil des Verstorbenen. Jeden Tag soll ja aus den Texten vorgelesen werden,

je mehr, desto besser. Über Stunden kann sich also die tägliche Beschäftigung mit dem Toten hinziehen. Was durchaus auch hilfreich für die Hinterbliebenen ist. Der Abschied kann so leichter fallen, die Trauer wird vielleicht erträglicher. Außerdem vermittelt es den Angehörigen ein gutes Gefühl, noch etwas für den Verstorbenen tun zu können. In unserer modernen westlichen Welt wird gestorben, beerdigt – und das war es. Nur in der katholischen Kirche finden wir noch einen Rest von Fürsorge für die Dahingeschiedenen, und zwar in Form der so genannten Seelenmessen.
Darüber hinaus gemahnt das Totenbuch den Leser und die lebenden Zuhörer unaufhörlich, sich der eigenen Vergänglichkeit bewusst zu werden. Bei mir war das nun gerade nicht nötig, aber grundsätzlich hat eine solche Ermahnung sicher zur Folge, dass das Leben an sich noch mehr geschätzt und geehrt wird und die Sorgen des Alltags eher in den Hintergrund treten.

Aber – und nun kommt das große Aber. Eine Frage überstrahlte die gesamte Lektüre des *Tibetischen Totenbuches.* Ich konnte mich ihr erwartungsgemäß nie entziehen:

Woher weiß der Verfasser all das, was angeblich nach dem Tod mit dem Menschen geschieht? Woher nur?

Diese entscheidende Frage wird leider nicht beantwortet. Und damit sind wir tief im Bereich des Religiösen. Man glaubt daran – oder man lässt es sein. Darüber zu diskutieren ist sinnlos.
Oder man schließt sich der Sichtweise des berühmten Psychiaters und Psychoanalytikers C. G. Jung an.
In einem Kommentar zu der oben erwähnten Übersetzung des Totenbuches von Evans-Wentz schreibt Jung:
»... Den höchsten geistigen Aufwand zugunsten der Abgeschiedenen aber stellen die Belehrungen des *Bardo Thödol* dar. Sie sind dermaßen eingehend und den anscheinenden Zustandswandlungen des Toten angepasst, dass jeder ernsthafte Leser sich die Frage vorlegt, ob nicht am Ende diese alten lamaistischen Weisen doch einen Blick in die vierte Dimension getan und dabei einen Schleier von großen Lebensgeheimnissen gelüftet hätten.«

Ich möchte nun einige Begriffe in den Raum stellen und bitte dich, sie zu kommentieren.

Gut, beginne.

Karma.

Oh, ein moralischer Begriff. Er besagt, wenn du dich ordentlich verhältst, wirst du eine gute Wiedergeburt erlangen – oder sogar mehr. Was die Menschen sich so alles ausdenken! Es ist wie mit der Sünde. Da heißt es: Wenn du nicht sündigst, kommst du in den Himmel. Nein, mein Freund, das alles ist Kinderglaube.

Kinderglaube?

Ein im Grunde viel zu harmloses Wort. Denn dieser Glaube fesselt und ängstigt die Menschen. Er setzt eine bewertende und richtende Instanz voraus. Die aber gibt es nicht. Die Moral ist eine irdische Erfindung.

Aber das würde ja bedeuten, alles ist egal – und ich kann tun, was ich will?

Keineswegs. Du scheinst vergessen zu haben, was ich dir über die Liebe erzählt habe. Erinnere dich. Im Übrigen ist nicht das Tun der Weg – sondern das Lassen.

Kurze Gesprächspause

Den nächsten Begriff hast du selbst gerade schon erwähnt:
Wiedergeburt.

Hier verhält es sich wie mit der Auferstehung. Es sind Hoffnungsbilder verschiedener Religionen. Sie versuchen, die Angst vor mir erträglicher zu machen, indem sie den Menschen vorgaukeln, ihr Ich sei von Dauer – über den Tod hinaus. Beide Vorstellungen sind erwachsen aus der Egozentrik und dem Narzissmus des Menschen, und der Glaube an Wiedergeburt oder Auferstehung sind die wichtigsten Säulen der Religionen.

Also gibt es keine Wiedergeburt?

Habe ich den Menschen umfasst, zerfällt seine personale Struktur. Und wo kein Ich, da keine Wiedergeburt.

Ein weiterer Begriff:
Schuld.

Was ist los mit dir? Du scheinst zu viele religiöse Bücher gelesen zu haben ... Aber gut, ich will dir antworten:
Achte alle Lebewesen und sei mitfühlend – jetzt!

Wie bitte? Ich verstehe nicht. Ich hatte dich nach Schuld gefragt.

Ja, und das ist meine Antwort.

Eine merkwürdige Antwort. Dann frage ich konkreter: Wie soll ich mit Schuld oder sogar großer Schuld umgehen?

Verändere dein Leben – jetzt! Das ist alles.

Goethe sagt: Alle Schuld rächt sich auf Erden.

Ja, dein Zorn, dein Hass, dein Neid und deine Gier schaden am meisten dir selbst. Daher vermeide es, dich in dieser Weise zu verhalten.

Mein nächster Begriff lautet:
Angst.

Wer Angst hat, ist gefangen in den Illusionen des Lebens. In der Tiefe seiner Seele ist der Mensch frei, absolut frei. Er muss allerdings lernen, das Scheitern zu akzeptieren und die Dinge anzunehmen, wie die Dinge sind. Nur durch Scheitern und Leid kann ein Mensch zu wahrer Größe gelangen.

Wie anstrengend – und wie schlimm! Warum ist das so?

Darauf gibt es keine für die menschliche Ratio schlüssige Antwort. Du musst es akzeptieren, und diese Akzeptanz bringt dir Gelassenheit und Stärke.

Hast du denn auch manchmal Angst?

Auch wenn ich mit dir wie ein Mensch spreche, vermenschliche mich nicht. Der Tod kennt weder Angst noch Freude. An mir ist überhaupt nichts Menschliches. Ich gehe meiner Profession nach. Sonst gibt es über mich nichts zu sagen.

Das fällt mir schwer zu glauben. Kann man dich eigentlich betrügen oder hinters Licht führen?

Hat je jemand davon berichtet? Nein, mein Freund, wer glaubt, den Tod betrügen zu können, betrügt sich selbst.

Gibt es denn Menschen, die du gar nicht haben willst?

Ich will jeden.

Egal, wie er sich in seinem Leben verhalten hat?

Natürlich. Die Taten spielen für mich keine Rolle.

Kurze Gesprächspause

Nun, ich möchte zu den Begriffen zurückkommen. Zwei bitte ich dich noch zu kommentieren. Hier der erste: Trauer.

Loslassen ist ebenso wichtig für den Sterbenden wie für den Hinterbliebenen.

Das ist leicht gesagt.

Ja, ich weiß. Fast jeder Abschied ist für euch Menschen schwer.

Aber wie schafft man es denn, nach einem Trauerfall mit dem Gefühl allumfassender Traurigkeit fertigzuwerden?

Das Beste ist, sich mit dem Abschiednehmen schon so früh wie möglich zu beschäftigen, in jeder Lebensphase.

Du meinst, man sollte sich mit dem Verlust einer geliebten Person bereits befassen, wenn mit dir noch gar nicht zu rechnen ist?

Mit mir ist immer zu rechnen.

Gut, aber was soll ich tun, wenn der Trauerschmerz so groß ist, dass ich keinen Sinn mehr in meinem eigenen Leben sehe?

Gehe in den Schmerz hinein – aber freue dich zugleich, dass es den Menschen, um den du trauerst, gegeben hat. Und achte ganz genau auf alles – denn alles ist ewiger Wandel, ist ewige Verwandlung. Nichts hat auf dieser Welt Bestand. Nichts. Wer dieses Grundprinzip des Seins erkennt und tief versteht, wird mit großer Trauer umgehen können. Vielleicht führt die Trauer ja sogar genau zu dieser Erkenntnis.
Es geht immer nur um Loslassen und Annehmen.

Das ist gut gesagt – aber manchmal ist die Verzweiflung über den Verlust eines Menschen so groß, dass man keine Kraft mehr hat, zu dieser Haltung zu gelangen ...
Aber kommen wir zu meinem letzten Begriff: Humor.

Der Tod lacht nie.

Darf man denn über den Tod lachen?

Natürlich, wenn du meinst, es tun zu müssen ... mir ist es egal.

Ist das Lachen an sich gut für den Menschen?

Lachen ist nicht gleich Lachen. Grundsätzlich wird zu viel, zu grell und zu laut gelacht in der Welt.

Wie soll ich das verstehen? Das Leben ist schwer und kompliziert genug, sollen wir alle mit versteinerten Mienen unsere Tage fristen?

Nein, auf keinen Fall, im Gegenteil! Im Lächeln und leisen Lachen liegt viel Weisheit. Dieser Humor ist ein Glück für die Menschen. Ein gutes Herz ist ernst – und lächelt.

Das klingt so abgeklärt. Mir macht es manchmal großen Spaß, mir auf die Schenkel zu klopfen und laut zu lachen.

Oh, du könntest ruhig noch öfter laut lachen, du Grübler, es würde dir guttun. Also, nur zu!

7

»Ich werde nächste Woche in die Schweiz fahren und Sterbehilfe in Anspruch nehmen« – mit diesem Satz meldete sich vor vielen Jahren Hanna (45) in meiner Sendung.
Die Themen »Sterbehilfe« und auch »Aktive Sterbehilfe« kommen in meiner Telefon-Talkshow immer wieder zur Sprache. Mit großer Resonanz übrigens, die TV-Einschaltquoten sind beeindruckend, und die Zahl der Zuhörerreaktionen liegt bei dieser Thematik weit über dem Durchschnitt. Dies ist sicher damit zu erklären, dass »Sterbehilfe« in Deutschland nach wie vor ein großes Tabuthema ist und in der Öffentlichkeit wenig darüber gesprochen wird. Die Menschen aber wollen sich damit auseinandersetzen und sind mit der aktuellen Rechtslage zu diesem Thema nicht zufrieden. Das ist zumindest meine Einschätzung.

In Deutschland ist *aktive Sterbehilfe* verboten. Darunter versteht man im juristischen Sinne »Tötung auf Verlangen«, was mit bis zu fünf Jahren Gefängnis geahndet wird. In Luxemburg, Belgien und den Niederlanden ist diese Art der Sterbehilfe straffrei. Der Arzt verabreicht dem Patienten ein tödlich wirkendes Medikament, meist in Form einer Spritze. Dafür allerdings müssen strenge Voraussetzungen erfüllt sein.

Die wichtigste ist der eindeutige und nachweisliche Wille des Betroffenen. Zudem muss sich der Patient in der Endphase seines Lebens befinden oder wegen unerträglicher Leiden, für die es keine Linderung mehr gibt, eine aussichtslose Notlage für sich reklamieren. Des Weiteren ist vorgeschrieben, dass immer *zwei* Ärzte entscheiden, ob aktive Sterbehilfe geleistet werden darf. Sie müssen sich in der Beurteilung des Patienten und seines Krankheitszustandes einig sein. Nach dem Tod des Patienten besteht die Pflicht, den Fall einer Kommission zu melden, die die Rechtmäßigkeit der durchgeführten Sterbehilfe prüft.

Ebenfalls in Deutschland verboten ist die so genannte *Beihilfe zur Selbsttötung*, auch *begleiteter Suizid* genannt. In diesem Fall wird dem Patienten ein tödlicher Trunk bereitgestellt, den er aber völlig eigenständig zu sich nehmen muss. Dabei ist *er* der Aktive. Niemand darf ihm das Gift einflößen, es ist nicht einmal gestattet, ihm das Glas an den Mund zu führen. In der Schweiz ist diese Variante der Sterbehilfe erlaubt, ebenso in einigen Bundesstaaten der USA. Die Organisation und Durchführung dieses begleiteten Freitodes übernehmen in der Schweiz Sterbehilfeorganisationen wie *Exit* oder *Dignitas*. Diese arbeiten nach klar umrissenen Vorgaben. So muss, wer zum Beispiel bei *Dignitas* Sterbehilfe in Anspruch nehmen will, dort Mitglied sein, muss dem Verein ausführliche

medizinische Informationen, wie Befunde, Gutachten und ärztliche Dokumente, zukommen lassen, und man muss sowohl telefonisch als auch schriftlich den Sterbewunsch detailliert darlegen können.
Die letzten zwei Tage im Leben eines schwerstkranken Menschen folgen dann einem streng geregelten Ablauf: Der Betroffene muss einen Tag vor der geplanten Selbsttötung bereits in der Schweiz vor Ort sein, um ein Gespräch mit dem Arzt zu führen, der am nächsten Tag das Rezept für das tödlich wirkende Medikament Natrium-Pentobarbital ausstellt. Dieser Arzt kennt bereits sämtliche Krankenakten und ist über den körperlichen und seelischen Zustand des Patienten informiert. Am Todestag sucht der Betroffene eine von *Dignitas* angemietete Wohnung auf, wo er von Mitarbeitern der Organisation empfangen wird. Sie führen ihn in ein nüchtern eingerichtetes Sterbezimmer mit Bett, Sesseln, Stühlen und einem Tisch. Ein letztes Mal muss der Todkranke seinen Willen zu sterben bekunden, indem er diese Erklärung unterschreibt: »Nach reiflicher Überlegung mache ich, der ich hoffnungslos krank bin, heute von meinem Recht Gebrauch, selbst über die Beendigung meines Lebens zu bestimmen.« In Anwesenheit der begleitenden Angehörigen und mindestens zweier *Dignitas*-Mitarbeiter nimmt der Betroffene den tödlich wirkenden Trunk zu sich. Dies wird aus juristischen Gründen von einer Videokamera dokumentiert. Der folgende Sterbeprozess

allerdings nicht. In der Regel dauert es zwei bis fünf Minuten, bis der Kranke das Bewusstsein verliert, und insgesamt etwa zwanzig Minuten, bis dann der Tod eintritt.
Dignitas werden immer wieder kommerzielle Interessen vorgeworfen, kostet doch eine Freitodbegleitung mittlerweile zwischen sechs- und siebentausend Euro. Der Verein bestreitet dies allerdings vehement und unterstreicht, dass alle Mitarbeiter ehrenamtlich tätig seien und selbst die für *Dignitas* arbeitenden Ärzte auf ihr Honorar verzichteten. Gezahlt werde für die Mitgliedschaft im Verein, für das Medikament, für die Verbrennung im Krematorium und gegebenenfalls für die Heimführung der Urne.

In Deutschland dürfte man zwar dem Kranken ebenfalls eine tödlich wirkende Arznei bereitstellen, müsste dann aber sofort den Raum verlassen, da man sonst, nachdem der Patient das Mittel zu sich genommen hat, eine strafrechtliche Verfolgung wegen unterlassener Hilfeleistung zu fürchten hätte.
Im Klartext: Ich stelle dem Kranken den Todestrunk hin, er trinkt ihn – und sofort muss ich den Krankenwagen anrufen, damit dem Sterbewilligen der Magen ausgepumpt wird. Eine absurde Rechtslage.

In Deutschland erlaubt ist die *passive Sterbehilfe*. Hier verzichten die Ärzte wegen der Schwere des Falles auf lebensverlängernde Maßnahmen, stellen zum Beispiel die künstliche Ernährung ein oder schalten lebenserhaltende Apparate ab. Zulässig ist diese Form der Sterbehilfe nur, wenn sie dem erklärten oder mutmaßlichen Willen des Patienten entspricht.

Ebenfalls in Deutschland erlaubt ist die *indirekte Sterbehilfe.* Darunter versteht man die optimale und fachgerechte Behandlung von Schmerzen unter Inkaufnahme eines früher eintretenden Todes. In dieser Situation sind bereits alle lebensverlängernden Maßnahmen eingestellt worden und der Patient bekommt zum Beispiel ein hoch dosiertes Morphiumpräparat, das die Atemtätigkeit beeinträchtigt und somit zu einem schnelleren Tod führen kann. Auch hier ist das Einverständnis des Patienten unbedingte Voraussetzung.

Für meine Anruferin Hanna kamen die letzten beiden Varianten der Sterbehilfe nicht in Frage. Sie war bestens informiert. Für die *passive Sterbehilfe* ging es ihr noch nicht schlecht genug, auf die *indirekte Sterbehilfe* zu hoffen war sie nicht bereit. Hanna litt seit zehn Jahren an Krebs und war Parkinson-Patientin. Alle medizinischen Möglichkeiten hatte sie ausgeschöpft. »Ich bin voller Metastasen, und mein Körper ist eine Ruine«, sagte sie zu mir. Sie erzählte von den Kämpfen, die hinter ihr lagen, von den vielen Operationen, den für sie grauenvollen Chemotherapien, den Bestrahlungen, den immer höher dosierten Medikamenten, den Rückschlägen, den gescheiterten Hoffnungen, den furchtbaren Schmerzen, den schlaflosen Nächten und der Endgültigkeit ihrer tödlich verlaufenden Erkrankungen. Sie war austherapiert, es gab überhaupt keine Hoffnung mehr. Hanna sprach klar und schien mit sich im Reinen zu sein. Seit mehr als einem Jahr hatte sie sich mit allen Aspekten der in der Schweiz praktizierten Sterbehilfe auseinandergesetzt und war sich der Tragweite ihrer Entscheidung voll bewusst. Sie hatte sich vom Leben verabschiedet und machte einen beinahe heiteren Eindruck, was mich zunächst irritierte. Im Verlaufe des Gespräches allerdings konnte ich sie verstehen. Nachdem sie die Zusage erhalten hatte, in der Schweiz sterben zu können, war die große Angst von ihr abgefallen, noch länger und vielleicht noch schlimmer leiden zu müssen und völlig abhängig von anderen Menschen zu werden. Dann fiel der Satz, den fast alle, die zu dieser Thematik anrufen, in ähnlicher Form sagen: »Ich will in Würde sterben und ich will selbst entscheiden, wann es genug ist.« Der Fall war für mich so eindeutig, dass ich nicht den geringsten Versuch unternahm, sie von ihrem Vorhaben abzubringen. Das ist nicht die Regel, wenn ich mit Sterbewilligen spreche; denn viele Schwerkranke sind durchaus erreichbar, und oft gelingt es im Gespräch, doch noch Perspektiven zu erarbeiten.

Hannas Perspektive war ein von ihr festgelegter, schmerzfreier und baldiger Tod. Wie anmaßend wäre es von mir gewesen, hätte ich ihre schwer errungene Entscheidung in Frage gestellt.

Ich muss gestehen, dass ich erst durch meine Sendung und die damit verbundene Konfrontation mit so vielen sterbewilligen Menschen angefangen habe, mich intensiv mit der Problematik der *aktiven Sterbehilfe* auseinanderzusetzen. Was schon etwas verwunderlich ist, hatte ich doch in den Jahren zuvor das Thema Tod immer und immer wieder von so vielen Seiten beleuchtet. Meine Meinung zur *aktiven Sterbehilfe* kristallisierte sich aber sehr schnell heraus. Mein Standpunkt heute ist eindeutig, ohne Wenn und Aber. Ich bin Befürworter sowohl der *aktiven Sterbehilfe,* als auch der *Beihilfe zur Selbsttötung* bzw. des *begleiteten Freitodes*. Dabei beziehe ich mich auf Artikel 1 unseres Grundgesetzes: »Die Würde des Menschen ist unantastbar.« Dieser Artikel ist von außerordentlicher Bedeutung, er schützt meine Person von der Geburt bis zum Tod. Das heißt, meiner Auffassung nach, ich habe ein Recht auf ein menschenwürdiges Leben – und eben auch ein Recht auf ein menschenwürdiges Sterben. Und zwar selbstbestimmt. Ich möchte schlichtweg die letzte große Freiheit haben, als Schwerkranker aus dem Leben scheiden zu können, wann ich es für richtig halte. Und ich will in dieser

Situation nicht gezwungen sein, mir die Pulsadern aufzuschneiden oder aus dem Fenster zu springen. Ebenso darf niemand kriminalisiert werden, der mir in tiefer Mitmenschlichkeit den tödlichen Trunk reicht und anschließend meine Hand hält. Und ich möchte nicht, dass mir als Schwerkranker noch eine weite Auto- oder Bahnreise zugemutet wird, um in einem fremden Land, in fremder Umgebung die Gnade des Todes zu erfahren.

Meine Angst vor Sterben und Tod ist nicht allein auf die Ungewissheit zurückzuführen, was mich denn nun nach dem letzten Atemzug erwartet. Meine Angst wird auch sehr von der Sorge genährt, vor dem Ende furchtbar leiden zu müssen und unter Umständen völlig hilflos in einem Pflegebett zu liegen. Natürlich kann man heute einiges über Patientenverfügungen regeln und eine gewisse Vorsorge treffen. Das aber reicht mir nicht. Es gibt Krankheitsverläufe, die so dramatisch sind, dass sie trotz bester Schmerztherapie und der klaren Willensbekundung des Patienten in unvorstellbarem Leid und Elend münden, ohne dass der erlösende Tod rasch eintritt. Ich habe mit vielen Betroffenen gesprochen – nie möchte ich Derartiges am eigenen Leib erleben müssen. Ich glaube meine Angst vor dem Sterben wäre um einiges geringer, wenn ich die Gewissheit hätte, definitiv auf das Recht zurückgreifen zu können, an einem bestimmten Punkt

zu sagen: Erlöst mich. Ich will nicht mehr. Schenkt mir den Tod.
Vielleicht würde ich dieses Recht, das Recht auf meinen eigenen Tod, niemals in Anspruch nehmen – aber zu wissen, es existiert, hätte eine ungemein beruhigende Wirkung auf mich.

Viele Umfragen belegen, dass die überwältigende Mehrheit der Deutschen genauso denkt und argumentiert. Was sich übrigens auch in meinen Sendungen widerspiegelt. Umso erstaunlicher finde ich, wie schwer sich die Parteien, die Sozialverbände, die Ärzteschaft und allen voran die Kirchen mit dieser Thematik tun. Da wird zunächst immer auf die deutsche Vergangenheit und die Euthanasie-Verbrechen der Nationalsozialisten verwiesen, was ich, gelinde gesagt, eine Unverschämtheit finde. Ich möchte als Befürworter der *aktiven Sterbehilfe* nicht in Verbindung gebracht werden mit den Nazis. Es gibt nicht die geringste inhaltliche Nähe zwischen der Euthanasie, wie die Nationalsozialisten sie praktiziert haben, und den Aspekten der Sterbehilfe, wie sie heute diskutiert werden. Damals wurden behinderte Menschen systematisch ermordet, weil sie in den Augen der NS-Machthaber »unwertes Leben« darstellten. Es handelte sich also um einen Gewaltakt des Staates. Bei der Sterbehilfe entscheidet ein Einzelner, auf der Grundlage streng formulierter Gesetze, über sich selbst und sein eigenes Schicksal.

Ein gewichtiges Argument der Sterbehilfegegner ist die Sorge vor Missbrauch: Sehr kranke Menschen könnten von ihren Angehörigen massiv unter Druck gesetzt werden, ihr Leben frühzeitig zu beenden. Weil man vielleicht der Pflege überdrüssig ist oder auf eine lukrative Erbschaft schielt. Auch bestünde die Gefahr, so die Kritiker, dass Menschen allzu leichtfertig und schnell nach Sterbehilfe rufen würden, wenn noch gar nicht alle schmerztherapeutischen und seelsorgerischen Möglichkeiten ausgeschöpft wären. Was ich im Übrigen nicht glaube. So, wie sich kaum eine Frau leichtfertig für eine Abtreibung entscheidet, so entscheidet sich auch kein Schwerkranker unüberlegt für den eigenen Tod.
Dennoch sind natürlich alle Gegenargumente ernst zu nehmen und müssen wohlbedacht werden. Geht es doch in dieser Debatte um eine ethische Grundsatzfrage: Was hat Vorrang – das Selbstbestimmungsrecht oder der Lebensschutz?
Ich hoffe sehr, dass es in Deutschland bald zu einer großen Diskussion zu diesem Thema kommen wird. Denn so, wie es ist, kann es nicht bleiben. Wir benötigen ein neues Sterbehilfegesetz, das so streng und präzise formuliert sein muss, dass es einen Missbrauch weitgehend ausschließt. Hundertprozentige Sicherheit wird es natürlich nicht geben. Jedes Gesetz, und sei es noch so klar formuliert, kann umgangen oder missbraucht werden. Dies ist jedoch kein Argument gegen ein Gesetz.

Ich würde es schon als großen Fortschritt bewerten, käme es in Deutschland zur Legalisierung des *begleiteten Suizids*. Durchgeführt jedoch nicht von einer Sterbehilfeorganisation, sondern von Ärzten. Entweder, je nach Wunsch des Patienten, in einer Klinik oder aber zu Hause. Ich sehe nichts Verwerfliches darin, dass der Arzt sowohl Geburts- als auch Sterbehelfer sein kann.

Eine besondere Provokation stellt für mich die Haltung der Kirchen dar. Vehement wehren sie sich gegen eine Liberalisierung der Sterbehilfe in Deutschland.
So erklärte die Generalsynode der Vereinigten Evangelisch-Lutherischen Kirchen Deutschlands: »Jede Form der Tötung auf Verlangen ist aus grundsätzlichen Erwägungen abzulehnen. Die aktive Beendigung des Lebens, auch wenn es schmerzgeplagt ist, verstößt gegen Gottes Gebot. Kein Arzt, Sterbebegleiter oder Angehöriger darf sich zum Herrn über Leben und Tod aufschwingen ... Zum Humanum gehört es, sich auch dem Elend zu stellen, das mit dem Sterben verbunden sein kann.«
Ähnlich äußerte sich von katholischer Seite der Paderborner Erzbischof Hans-Josef Becker: »Jeder Suizid, auch die Beihilfe zum Suizid, stellt nicht nur eine Entwertung des menschlichen Lebens dar, sondern ist auch ein Angriff auf die unveräußerliche Würde des Menschen.«

Die Stigmatisierung der Selbsttötung hat in der Kirche eine lange und traurige Tradition. So wurden im Mittelalter die Leichname von Menschen, die sich selbst getötet hatten, entehrt und verstümmelt. Man hackte ihnen, quasi als nachträgliche Strafe, die Hände ab – oder trieb ihnen einen Holzkeil durch den Kopf oder die Brust. Noch bis weit ins zwanzigste Jahrhundert hinein gewährte die Kirche so genannten Selbstmördern kein kirchliches Begräbnis und auch keine Grabstelle neben den »guten Christen«. Die Leichname wurden diskret in einer Ecke oder am Rande des Friedhofs beerdigt, oftmals in der Nähe totgeborener oder ungetaufter Kinder, denn diese waren nach damaliger Auffassung mit der Erbsünde behaftet und gehörten nicht in die Gemeinschaft der Christen.
Diese radikale Haltung gegenüber der Selbsttötung wirkt bis heute, wenn auch stark abgemildert, in den Kirchen nach. Man stürzt die Menschen in einen ungeheuren Gewissenskonflikt, obwohl in der Bibel keine einzige Stelle zu finden ist, die den Suizid ausdrücklich verurteilt. Die Kirchenvertreter beriefen und berufen sich stets auf das fünfte Gebot: Du sollst nicht töten.
Ich möchte mich hier auf keine weiteren theologischen Argumentationen einlassen, die mich im Grunde auch nicht interessieren. Ich bin kein Christ mehr und ich wünsche mir ohnehin weniger Einfluss der Kirchen auf gesellschaftlich relevante Prozesse

und Entscheidungen. Dennoch stehen mir die christlichen Grundwerte, allein schon wegen meiner Vergangenheit, sehr nahe. Zum Beispiel die Tugend der Barmherzigkeit. Sie hat mich immer beeindruckt, und ich habe höchsten Respekt vor Menschen, die sich barmherzig verhalten.

Daher vertrete ich heute eine Auffassung, die ich auch damals als Christ vertreten hätte: In Ausnahmesituationen steht das Gebot der Nächstenliebe *über* dem Gebot »Du sollst nicht töten«.

Gesprächsprotokoll

Bevor wir uns weiter unterhalten, möchte ich dich noch etwas Persönliches fragen.

Bitte.

Du erscheinst mir allwissend. Auf alle Fragen, die ich dir bisher gestellt habe, gabst du mir sofort eine Antwort. Weißt du wirklich alles?

Oh nein, ich bin doch nur der Tod.

Sehr kurze Gesprächspause

Aber ich weiß alles, was euch Menschen betrifft. Dir mag das viel erscheinen, im Ozean des Wissens jedoch ist es nicht mehr als ein Regentropfen.

Darf ich fragen, w a s du nicht weißt?

Fragen darfst du es – aber es gibt darauf keine Antwort. Man kann mit keinem Menschen über transzendente Geheimnisse sprechen. So wie du mit keiner Ameise über Kants Kategorischen Imperativ reden kannst – selbst, wenn du es wirklich wollen würdest.

Mit wem sprichst du denn, wenn es um diese überirdischen Geheimnisse geht?

Mein Freund, so kommen wir nicht weiter. Ich muss dich enttäuschen, denn all das entzieht sich vollkommen deiner Vorstellungskraft. Sprechen gehört übrigens nicht zu meiner Natur. Der Tod ist stumm. Nur hier und jetzt bediene ich mich der menschlichen Sprache, deinetwegen. Bleiben wir also bei den menschlichen Angelegenheiten.

Gut. Dann möchte ich auf einen Satz zu sprechen kommen, den du im Laufe unseres Gespräches geäußert hast: Es gibt keine Gegensätze ... alles beinhaltet auch immer das Gegenteil.

Genau so ist es.

Das verstehe ich aber nicht. Es gibt doch zum Beispiel den eindeutig guten Menschen – und den eindeutig bösen Menschen. Also sind sie Gegensätze!

Beide jedoch sind sie Menschen.

Und somit vollkommen gleichwertig?

Natürlich.

Du stellst Mutter Teresa und Hitler auf eine Stufe?

In ihrem Menschsein ja, in ihrem Handeln nicht.

Warum gibt es das Böse?

Das, was du das Böse nennst, ist die Kehrseite des Guten, beides aber ist Ausdruck des Seins – und im Sein gibt es keine Wertung. Es gibt auch keine gute oder böse Natur. In der duftenden Frühlingswiese vollzieht sich das Sein ebenso wie in einem Tsunami. Alles ist richtig.

Kurze Gesprächspause

Heißt das etwa, auch in einem Atomkrieg vollzieht sich das Sein? Genauso wie in der Barmherzigkeit eines fürsorglichen Menschen?

Ja.

Das kann ich nicht glauben. Das ist ja schrecklich.

Lange Gesprächspause

Was heißt überhaupt »Sein«? Reden wir von der absoluten Wirklichkeit, also von Gott?

Ja.

Das verstehe ich nicht. Vielleicht will ich es auch nicht verstehen. Ich weigere mich. Ich finde es grausam.

Meine Stimme wurde lauter und mein Puls beschleunigte sich.

Weil du immer und immer wieder mit dem Verstand an die Fragen herangehst. Verlasse deinen Verstand!

Gesprächspause

Gut und Böse sind natürlich wichtige Kategorien für das menschliche Zusammenleben. Darüber hinaus aber spielen sie keine Rolle.

Gesprächspause

Ich tue mich so schwer mit dem, was du sagst. Was i s t denn das Böse in einem Menschen? Wie kann man es erklären?

Es ist Mangel an Erkenntnis. Je mehr der Mensch seine Ratio und sein Ich überwindet, je tiefer er eintaucht in die Stille seines Herzens, desto mehr entfernt er sich von all dem, was böse und schlecht zu nennen ist. Ein Wissender, ein Weiser hat das Böse hinter sich gelassen.

Dann will ich noch einmal zusammenfassen. Das, was wir das Böse nennen, ist also von der absoluten Wirklichkeit nicht zu trennen, es existiert nicht eigenständig?

Ja, so ist es.

Darf ich als Mensch denn werten? Oder ist letztendlich alles entschuldbar, weil alles eben ist, wie es ist?

Du darfst nicht nur werten, du musst es sogar. Fange damit aber bei dir selbst an. Erkenne zunächst das Böse in dir selbst.

Und wenn ich es erkannt habe?

Dann siehst du den Schaden, den das Böse allein schon in dir anrichtet. Du erkennst es als Verblendung und du wirst dich davon abkehren.

Das heißt, ich werde, wenn mir Böses angetan wird, selbst nicht mit Bösem darauf reagieren?

Ja, denn es würde nur Zerstörung mit sich bringen.

Gesprächspause

Ich möchte auf den Alltag der Menschen zurückkommen, in den du ja beständig eingreifst. Wie ist es für dich, wenn du gezwungen wirst, dein Handwerk zu tun, ohne dass du dich dazu entschieden hast?

Du meinst, wenn ein Mensch von einem Menschen ermordet wird?

Ja, zum Beispiel.

Ich entscheide immer, wann ein Leben zu Ende geht.
Der Mensch hat keine Macht über den Tod.
Der Mörder aber begeht ein großes Unrecht, da er ein fremdes Leben auslöscht.

Und wenn ich jemanden aus Mitgefühl, aus Barmherzigkeit, aus Liebe töte?

Es ist der größte Liebesbeweis, den es gibt. Wäre ich nicht der Tod, so wäre ich in solchen Fällen gerührt.

Ja, aber du hast ja keine Gefühle.

So ist es.

Kannst du eigentlich die große Angst der Menschen vor dir verstehen?

Natürlich. Es sind im Laufe der Menschheitsgeschichte zu viele Gerüchte und Phantastereien über mich entstanden. Wobei ich in den Eindruck habe, dass gegenwärtig die Menschen mehr Angst vor dem Sterben als vor mir persönlich haben.

Das mag wohl sein. Warum machst du es manchen Menschen so schwer, bis sie dann endlich in deine Arme sinken können?

Oh, was für ein poetisches Bild. So poetisch ist der Vorgang gar nicht.

Also, warum müssen Menschen oft so sehr leiden?

Es ist weder eine Strafe noch eine Prüfung. Das Sterben, auch das leidvolle Sterben, ist Teil eines für Menschen nie zu begreifenden komplexen Zusammenhangs, der weit über eure Welt hinausgeht.

Muss man Leid ertragen?

Nein. Entscheidet der Mensch, sein Leid selbst zu beenden, so soll es sein Weg sein.

Kurze Gesprächspause

Du bist auf Erden allgegenwärtig. Wunderst du dich ab und zu über die Menschen?

Ja, seit Jahrtausenden. Und zwar darüber, wie sehr sie sich fremdbestimmen lassen. Alle Menschen werden als Originale geboren, die meisten aber sterben als Kopien.

Vielleicht liegt es daran, dass die Menschen sich in ihrem Menschsein so einsam fühlen. Niemand weiß, warum er lebt, wie lange er lebt – wir wissen ja nicht einmal, wo wir leben. Ja, auf einem Staubkorn inmitten der unfassbaren Weite des Kosmos. Aber wo und warum existiert dieser Kosmos?
Die Menschen suchen Orientierung.

Sie sollten Orientierung in sich selbst suchen. Alles, was von außen kommt, verführt die Menschen.

Kurze Gesprächspause

Warum nur ist alles so schwierig? Manchmal wünsche ich mir so sehr eine einfache und klare Welt, ohne Angst, Druck, Erwartungen, Fragen, Sorgen und Leid.

Diese Welt gibt es.
In dir.
Und zu dieser Welt habe selbst ich keinen Zugang.

Du lieferst mir mit dieser Aussage ein gutes Stichwort. Du bist mir ganz zu Beginn unseres Gespräches ausgewichen, als ich dich fragte: Gibt es eine Seele? Gibt es ein Leben nach dem Tod? Jetzt will ich es wissen, jetzt musst du mir Rede und Antwort stehen.

Das werde ich. Nur lass uns eine kleine Pause machen.

8

Wie seltsam doch die Wege des Lebens verlaufen. Ich hatte mich schon seit Jahrzehnten mit Tod und Sterben beschäftigt – und dann führte mich eine enge Freundschaft noch näher an diese Thematik heran. Ende der 90er Jahre lernte ich durch meine alte Schulfreundin Hella von Sinnen Cornelia Scheel kennen, die Adoptivtochter des ehemaligen deutschen Bundespräsidenten Walter Scheel. Schnell entwickelte sich eine vertrauensvolle Beziehung zwischen uns beiden, was dazu führte, dass Cornelia mir viel über ihre 1985 verstorbene Mutter Mildred Scheel erzählte. Ich war gleichermaßen beeindruckt und fasziniert. Zwar hatte ich die Frau des Bundespräsidenten schon zu Lebzeiten hochgeschätzt, aber sie war eben nur eine ferne Prominente gewesen, die ich lediglich aus dem Fernsehen kannte. Nun aber wurde sie für mich auch privat greifbar, und ihr großes Lebenswerk erschien mir in einem noch helleren Licht.

1974 gründete Mildred Scheel die *Deutsche Krebshilfe* und wurde zu einer der bekanntesten und angesehensten Frauen der Nachkriegszeit. Ihr Wirken ist so nachhaltig, dass ihr Name auch noch zukünftigen Generationen ein Begriff sein wird.
Neben der Gründung der Krebshilfe gehört zu den

herausragenden Verdiensten Mildred Scheels, dass sie 1983 zusammen mit dem Chirurgen Professor Heinz Pichlmaier die erste deutsche Palliativstation in der Kölner Universitätsklinik eröffnete. Später wurde daraus das *Dr. Mildred Scheel Haus,* ein überschaubarer Gebäudekomplex mitten auf dem Gelände des Universitätsklinikums, errichtet und gefördert von der Deutschen Krebshilfe. Das Haus beherbergt fünfzehn Krankenzimmer, eine Ambulanz und die *Dr. Mildred Scheel Akademie für Forschung und Bildung.*

Bevor ich weitererzähle, möchte ich an dieser Stelle kurz den Begriff *Palliativmedizin* erklären. Seit Jahren erlebe ich sowohl im privaten Umfeld als auch im Rahmen meiner allnächtlichen Arbeit, dass die meisten Menschen das Wort nicht verstehen und nicht wissen, was sich genau dahinter verbirgt. Ich finde das äußerst bedauerlich, da es meines Erachtens für todkranke Patienten nichts Besseres gibt als die palliativmedizinische Betreuung. Was also steckt hinter diesem schwierigen und akademischen Wort *Palliativmedizin*?
Sterben ohne Schmerzen, Respekt vor dem Patienten, humane Medizin und ehrenamtliches Engagement. Diese Schlagwörter fallen mir zunächst ein. Konkret bedeutet das: Auf einer Palliativstation werden Menschen betreut und behandelt, die an einer schweren und weit fortgeschrittenen Erkrankung leiden und nur

noch eine begrenzte Lebenserwartung haben. Diese Patienten sind in der Regel »austherapiert«, das heißt, es gibt keine Hoffnung mehr auf Heilung und Genesung. Im Vordergrund der palliativmedizinischen Behandlung steht nicht die Verlängerung des Lebens um jeden Preis, sondern die Verbesserung der Lebensqualität des Betroffenen. Dabei spielt die bestmögliche Schmerztherapie eine entscheidende Rolle. Selbst Patienten mit schwersten Tumorerkrankungen kann in den meisten Fällen geholfen werden, so dass die letzten Tage oder Wochen ihres Lebens weitgehend schmerzfrei verlaufen. Darüber hinaus bemühen sich die Ärzte, Schwestern und ehrenamtlichen Betreuer, dem Menschen in seiner Gesamtheit gerecht zu werden. Sowohl in medizinischer als auch in psychologischer und seelsorgerischer Hinsicht. Es geht darum, den Gesamtzustand des Patienten zu stabilisieren. Zum Beispiel durch gezielte Maßnahmen gegen Übelkeit, Luftnot, Erbrechen, Angst oder Juckreiz, aber auch durch menschliche Zuwendung und schlichtweg durch Zeit, die die Mitarbeiter mit dem Schwerstkranken verbringen. Auf Palliativstationen herrscht weder Hektik noch Stress. Es sind friedliche Orte ohne Angst machende Gerätemedizin und ohne Ärzte, die ihr persönliches Erfolgserlebnis darin sehen, einen nicht mehr zu rettenden Menschen schier endlos künstlich am Leben zu erhalten.

Mildred Scheel, von Haus aus selbst Ärztin, hatte in ihren aktiven beruflichen Jahren das Sterbeelend in deutschen Krankenhäusern miterlebt. Der Tod wurde versteckt. Der Tod war der Feind des Arztes. Der Tod wurde aufs Äußerste bekämpft, ohne Rücksicht auf die Bedürfnisse und den Zustand des Patienten. War der Kampf verloren, wurden die Sterbenden nicht selten in Badezimmer oder Abstellkammern geschoben, damit bloß niemand etwas von der Schande des bald eintretenden Todes mitbekam. Ich möchte mir gar nicht vorstellen, was die armen Menschen damals, so sie noch bei Sinnen waren, in ihren letzten Stunden empfanden. Besonders, wenn keine Angehörigen bei ihnen waren und sie allein zwischen abgestellten Gerätschaften, Putzeimern und Urinflaschen dem Tod entgegentreten mussten.

All das war Mildred Scheel ein Gräuel. Sie wollte in Deutschland, nach englischem und kanadischem Vorbild, eine neue Kultur im Umgang mit Todkranken und Sterbenden etablieren. Die Palliativstation der Universitätsklinik Köln, das *Dr. Mildred Scheel Haus*, war der Anfang. Heute gibt es in der Bundesrepublik weit über dreihundert Palliativstationen und stationäre Hospize. Was jedoch ist ein Hospiz? Etwas Ähnliches wie eine Palliativstation? Worin besteht der Unterschied? Wer sollte sich für ein Hospiz entscheiden? Wer für eine Palliativstation? Welche ist die bessere Einrichtung? Fragen, mit denen ich auch in meiner Sendung immer wieder konfrontiert werde – und die Antworten darauf sind nicht unbedingt leicht. Dennoch werde ich auf sie eingehen, möchte aber zunächst von meinem ersten Besuch im *Dr. Mildred Scheel Haus* berichten.

Ich war durch die Erzählungen von Cornelia Scheel so neugierig geworden, dass ich dieses Haus unbedingt einmal sehen wollte. Wir beschlossen, zusammen dorthin zu gehen. Und ich muss zugeben, mir war etwas mulmig zumute. Hatte ich doch zuvor noch nie gezielt einen Ort aufgesucht, wo das Sterben im Mittelpunkt des Geschehens stand. Wir verabredeten uns am Haupteingang der Kölner Universitätsklinik, und ich glaube, beide waren wir etwas angespannt. Für Cornelia bedeutete dieser Besuch eine Begegnung mit ihrer Vergangenheit, denn sie war seit Jahren nicht mehr dort gewesen, und viele Erinnerungen an ihre verstorbene Mutter wurden wach.
Die erste große Überraschung für mich war der Anblick des *Dr. Mildred Scheel Hauses.* Es befindet sich quasi im Innenhof der Uniklinik, ist ein freistehendes, freundlich anmutendes Gebäude und besitzt einen separaten Eingang. Wir betraten eine eigenständige kleine Welt, inmitten des Klinikgroßbetriebes. Cornelia hatte uns ein paar Tage zuvor telefonisch bei der damaligen Leiterin der Palliativstation angemeldet,

die uns dann auch durchs Haus führte. Und nun sah ich all die Einzelheiten und Details, die für Mildred Scheel so wichtig gewesen waren und von denen Cornelia mir erzählt hatte. *Ein* Krankenzimmer war an diesem Tag nicht belegt, und so konnten wir alles in Ruhe begutachten.
Auf den ersten Blick erinnerte mich der Raum eher an ein Sanatorium als an ein Krankenhaus. Ich sah eine Couch, eine Stehlampe, zwei kleine Sessel, einen Tisch und ein Schränkchen. Nur das Bett war eindeutig ein Krankenbett. Übrigens sind alle Zimmer im *Dr. Mildred Scheel Haus* Einzelzimmer, es wird kein Unterschied zwischen Privatpatient und Kassenpatient gemacht.
Bleiben wir zunächst bei dem Bett. Mildred Scheel hatte das besondere Anliegen, dass jeder Schwerstkranke oder Sterbende von seinem Bett aus in liegender Position den Himmel sehen können soll. Entsprechend wurden die Räume konzipiert. Neben jedem Bett befindet sich unterhalb der Zimmerdecke ein Fenster, das genau diesen Blick nach draußen ermöglicht. Im behindertengerechten Badezimmer machte mich Cornelia auf ein weiteres Detail aufmerksam: ein kleines Springrollo vor dem Spiegel über dem Waschbecken. Es ist gedacht für Menschen mit weit fortgeschrittenem Gesichtskrebs, die sich und ihre Entstellungen während des Waschens nicht sehen möchten.

Da die Station ebenerdig gebaut ist, gibt es vor jedem Krankenzimmer eine Terrasse, die in eine kleine Gartenanlage mit Springbrunnen übergeht. Ich unterstreiche noch einmal: Wir befinden uns auf dem Gelände einer Universitätsklinik inmitten einer Großstadt. Als ich bei meinem ersten Besuch damals nach draußen auf die Terrasse ging, hatte ich das Gefühl, eine kleine beschauliche Oase zu betreten. Nach den Wünschen von Mildred Scheel ist alles so gebaut und gestaltet worden, dass die Krankenbetten mühelos auf die Terrasse gerollt werden können, und dass jeder Patient durch entsprechend hohe seitliche Bepflanzung ungestört bleibt.

Ich war von allem sehr beeindruckt. Regelrecht gerührt war ich von folgender Geschichte, die uns die Stationsleiterin erzählte: Ein kurz zuvor verstorbener Patient hatte mehrere Pferde besessen und war zeit seines Lebens ein großer Pferdefreund gewesen. Immer wieder hatte er den Ärzten und Schwestern von seinem Lieblingspferd erzählt und den Wunsch geäußert, dieses Tier doch noch einmal sehen zu können. Ein Krankentransport zum Pferdestall war allerdings nicht mehr möglich. Sein Zustand verschlechterte sich täglich und das Bett hätte er ohnehin nicht mehr verlassen können. Also organisierten die Mitarbeiter des *Dr. Mildred Scheel Hauses* zusammen mit den Angehörigen des Patienten den Transport des Pferdes zur Universitätsklinik Köln. Man führte das Pferd in die Gartenanlage der Palliativstation und schob das Bett des todkranken Mannes auf die Terrasse. Als der Mann sein Pferd sah, habe er sein Glück kaum fassen können und sei in Tränen ausgebrochen. Zwei Stunden später verstarb er.

Auf allen Palliativstationen Deutschlands sind die Mitarbeiter und ehrenamtlich Tätigen bemüht, den Schwerstkranken oder Sterbenden ihre letzte Zeit so schön und würdevoll wie möglich zu gestalten. Im *Dr. Mildred Scheel Haus* gibt es zum Beispiel einen so genannten Meditationsraum, der für Gottesdienste, Andachten oder kleine Musikveranstaltungen genutzt wird. Die Patienten, die nicht mehr gehen können, werden in ihren Betten dorthin gebracht und haben so die Möglichkeit, noch einmal an einem ihnen wichtigen Ereignis teilzunehmen. Auch Trauungen fanden dort schon statt, wenn Schwerkranke ihren Partner oder ihre Partnerin noch vor dem Ende heiraten wollten. Ebenso letzte Geburtstagsfeiern oder auch Taufen.
Ist ein Mensch verstorben, so dürfen die Angehörigen noch lange mit dem Toten im Krankenzimmer bleiben und Abschied nehmen, im *Dr. Mildred Scheel Haus* bis zu vierundzwanzig Stunden.
Mir sagte einmal ein befreundeter Arzt: »Wenn alle so sterben könnten wie auf Palliativstationen oder in

Hospizen und wenn überall so viel Rücksicht auf die Angehörigen genommen würde, dann wären wir in unserer Gesellschaft einen großen Schritt weiter.«

Worin besteht nun der Unterschied zwischen einer Palliativstation und einem Hospiz?
Eine Palliativstation ist immer in eine Klinik eingebunden und wie eine Krankenhausstation organisiert. Das heißt, rund um die Uhr stehen den Patienten sowohl Ärzte als auch Schwestern oder Pfleger zur Verfügung. Wie das *Dr. Mildred Scheel Haus* sind alle Palliativstationen eigenständige Einheiten und somit abgegrenzt vom täglichen Akutklinikbetrieb. Im Notfall aber können die Ärzte sofort auf alle Einrichtungen der Klinik zurückgreifen. Die beiden wichtigsten Kriterien für die Aufnahme auf eine Palliativstation sind: eine unheilbare, lebensbegrenzende Erkrankung und die so genannte »Krankenhausbedürftigkeit«. Damit ist gemeint, dass die optimale Schmerztherapie für den Patienten erst noch gefunden werden muss, ebenso die Vorgehensweise, wie alle auftretenden Symptombeschwerden (z. B. starke Geruchsbildung oder nach außen aufbrechende Tumore) am verträglichsten für den Schwerstkranken gelindert werden können. Verstirbt ein Patient nicht auf der Palliativstation, so kann er, nachdem alle ärztlichen Maßnahmen abgeschlossen sind und er bestmöglich medikamentös »eingestellt« ist, entweder nach Hause entlassen wer-

den oder er entscheidet sich für ein Hospiz. Dies ist ein von einer Klinik unabhängiges Sterbehaus, das in der Regel wie ein kleines Pflegeheim geführt wird. So stehen im Vordergrund der Betreuung der Schwerstkranken die qualifizierte Pflege und die menschliche Zuwendung. Die ärztliche Versorgung erfolgt meist durch einen Hausarzt, der jedoch nur bei Bedarf das Hospiz aufsucht. Möglich ist ebenso eine ambulante palliativmedizinische Betreuung durch Ärzte einer Palliativstation. Diese können übrigens auch seit einigen Jahren private Hausbesuche machen. Das heißt, ein Patient, der auf einer Palliativstation behandelt wurde, wird nach der Entlassung zu Hause von einem Mediziner »seiner Station« weiterbetreut und kann so in vertrauter Umgebung sterben.

Die Aufnahme in ein Hospiz ist nicht abhängig von einer vorangegangen Behandlung auf einer Palliativstation. Voraussetzungen aber sind: eine weit fortgeschrittene Erkrankung, die zum baldigen Tod führt, und Ausschluss der »Krankenhausbedürftigkeit«.

In einem Hospiz werden die Kranken nicht mehr Patienten genannt, sondern Gäste. Größtes Anliegen der sowohl haupt-, als auch ehrenamtlichen Mitarbeiter ist es, die noch verbleibende Lebenszeit des Gastes so lebenswert wie möglich zu gestalten. Dazu gehört, die Angehörigen in die Betreuung, soweit wie gewünscht, mit einzubinden, den Angehörigen selbst aber auch zur Verfügung zu stehen, zum Beispiel seelsorgerisch während der Sterbephase des Gastes und trauerbegleitend nach dessen Ableben.

Palliativ- und Hospizidee sind eng miteinander verknüpft und ein Segen für die Menschen. Beide Betreuungsmodelle für Schwerstkranke folgen demselben Grundsatz: nicht dem Leben mehr Tage geben, sondern den Tagen mehr Leben.

Ich habe größten Respekt vor all den vielen Mitarbeitern und Mitarbeiterinnen sowohl auf den Palliativstationen als auch in den Hospizen. Ihre Arbeit und ihre Leistungen werden in der Öffentlichkeit viel zu wenig gewürdigt. Für mich sind diese Menschen, ich wage mal eine große Formulierung: Helden des Alltags. Ich sage das ohne Pathos, sondern ruhig und ernsthaft, weil ich mittlerweile so oft gesehen und erlebt habe, wie beanspruchend, schwierig und anspruchsvoll die Tätigkeit auf einer Palliativstation oder in einem Hospiz ist.
Deshalb kritisiere ich seit langem schon die viel zu niedrige Besoldung für Krankenschwestern und Pflegekräfte. Daran müsste sich dringend etwas ändern. Ich finde es nicht hinnehmbar, dass Menschen, die eine derartige Verantwortung tragen und deren Arbeit für unsere Gesellschaft so wertvoll ist, nicht adäquat entlohnt werden.

Die Freundschaft mit Cornelia Scheel hat mich zur Palliativmedizin geführt. Seit meinem ersten Besuch im *Dr. Mildred Scheel Haus* bin ich der Palliativstation der Kölner Universitätsklinik eng verbunden. Das heißt, im Rahmen meiner Möglichkeiten versuche ich, das Haus zu unterstützen. Wie überhaupt die Idee der Palliativmedizin. Dazu nutze ich auch die kleine Plattform meiner Sendung und freue mich sehr, wenn wir Rückmeldungen wie etwa diese bekommen:

Lieber Domian,
durch Deine Sendung erst habe ich erfahren, dass es so was wie Palliativmedizin gibt. Unser Hausarzt hat uns nicht darauf hingewiesen. Nachdem Du davon erzählt hattest, habe ich direkt am nächsten Morgen alle Hebel in Bewegung gesetzt und unsere sterbenskranke Mutter, die sich zu Hause vor Schmerzen krümmte, noch am selben Tag auf eine Palliativstation bringen können. Dort lebte sie für zwei Wochen noch einmal regelrecht auf – und ist dann friedlich eingeschlafen. Werde bitte nicht müde, für solche Stationen Werbung zu machen.

Genau das ist auch mein Anliegen. Und ich sehe keinen Widerspruch darin, sowohl ein entschiedener Befürworter der Palliativ- und Hospizidee zu sein, als auch die aktive Sterbehilfe zu fordern. Im Gegenteil. Für mich wäre der begleitete Suizid eine letzte

palliativmedizinische Hilfe für einen Schwerstkranken. Wohlgemerkt: auf der Basis klarer gesetzlicher Regelungen und wenn es der ausdrückliche Wille des Patienten ist.
Natürlich respektiere ich die ablehnende Haltung des Deutschen Hospiz- und Palliativ-Verbandes gegenüber der Sterbehilfe. Und so trenne ich auch mein offizielles Engagement für die Palliativmedizin von meiner privaten Meinung zur Sterbehilfe. Gegenwärtig gibt es in Deutschland für Schwerstkranke und Sterbende nichts Besseres als die Palliativmedizin und die Hospizbetreuung.

Auf meiner Suche nach spirituellen und philosophischen Antworten auf die Frage, was denn nun der Tod sei, kam ich nach wie vor nicht weiter. Meine Beschäftigung mit der Palliativmedizin brachte mir zwar das Sterben näher, nicht aber den Tod. Wie auch? »Der Tod ist kein Ereignis des Lebens. Den Tod erlebt man nicht«, sagt der Philosoph Ludwig Wittgenstein. Aber man *erlebt* das Sterben. Das eigene und das seiner Angehörigen.

Am 26.8.2006 verstarb mein Vater Heinz Domian an den Folgen einer schweren Krebserkrankung im *Dr. Mildred Scheel Haus.* Meine Mutter und ich saßen neben ihm. Es war die existenziellste Erfahrung meines bisherigen Lebens.

Gesprächsprotokoll

Kommen wir zu meinen beiden großen Fragen: Hat der Mensch eine Seele – und gibt es ein Leben nach dem Tod?

Gut. Mit welcher Frage wollen wir beginnen?

Mit der ersten. Habe ich eine Seele?

Was ist eine Seele?

Das fragst gerade du mich?

Ja, du hast diesen Begriff ins Spiel gebracht. Ich habe ihn noch nie gebraucht. Was verstehst du denn darunter?

Die Seele ist mein unsterbliches Ich.

Es gibt kein unsterbliches Ich.

Kurze Gesprächspause

Also gibt es k e i n e Seele?

Das Wort Seele ist ebenso verwirrend wie das Wort Gott. Allzu viele Vorstellungen, Annahmen und Behauptungen gibt es über die Seele. Lassen wir also diesen Begriff. Wir brauchen ihn nicht. Er führt nur in die Irre.

Aber du hast doch während unseres Gespräches Andeutungen gemacht, dass es im Menschen, also auch in mir, etwas Unsterbliches gebe.

Ja, aber das hat mit dir nichts mehr zu tun.

Warum nicht?

Weil ich all das, was du durch deine Geburt bist, am Ende deiner Zeit zerstören werde.

Kurze Gesprächspause

Also gibt es meinen verstorbenen Anrufer Hubert, nach dem ich dich zu Beginn unseres Gespräches gefragt habe, nicht mehr?

Nein ... es gibt niemanden mehr, nirgendwo, der einst als Mensch lebte.

Gesprächspause

Auch nicht meinen ...

Nein.

Gesprächspause

Die Traurigkeit machte mich stumm.

Es ist richtig, dass sie alle nicht mehr sind.

Schweig!

Ich rang um Fassung. Nach ein paar Augenblicken aber hatte ich mich wieder gefangen.

Erzähle weiter! Was bleibt, nachdem du so viel zerstört hast?

Alles, was von Bedeutung ist.

Wie soll ich das verstehen?

Das, was du Ich nennst und als deine Identität ansiehst, ist nur eine Hülle, eine äußere Form. Sie zerfällt durch den Tod. Die Ursubstanz, dein Urgrund, aber bleibt, weil er eins ist mit allem. Er ist unsterblich und ewig.

Ich kam damit schon zur Welt?

Ja. Und je tiefer du zu Lebzeiten in dir selbst hinabsteigst, desto näher kommst du dem Unsterblichen.

Das würde ja bedeuten, dass ich als Mensch im Irdischen, also in der Zeit lebe – und gleichzeitig auch in der Ewigkeit.

Ja, die meisten Menschen jedoch wissen das nicht, sie lassen sich von ihrem Ich verführen und von der Welt blenden.

Es gibt also keine Seele, so wie ich sie mir bisher vorgestellt habe, aber es gibt ein Leben nach dem Tod?

Genauso, wie es ein Leben vor dem Leben gibt.

Trifft das auf mich auch zu?

Ja, alles, was du zutiefst bist, kennt weder Tod noch Geburt.

Es fällt mir so schwer, das zu verstehen. Wenn die irdische Identität von mir abgefallen ist und es sie vor meinem Leben nicht gegeben hat, welche Identität bleibt denn dann, damit ich überhaupt noch von »mir« sprechen kann?

Keine. Oder vielleicht auch Millionen von Identitäten.

Mit dieser Antwort kann ich nichts anfangen.

Begreife dich als Welle in einem unendlichen Meer. Die Identität der Welle ist gleichgültig. Es geht nur um die Identität des Meeres. Du bist Teil des Meeres. Du bist das Meer.

Der Tod schwieg einen Moment.

Alles, was darüber hinaus von Bedeutung ist, entzieht sich der menschlichen Sprache. Ich kann es dir nicht mitteilen. Würde ich es versuchen, es würde in deinen Ohren absurd klingen.

Egal, ich möchte etwas Absurdes hören, sprich!

Nein, es führt zu nichts, zu rein gar nichts.

Sehr kurze Gesprächspause

Ich könnte dir aber eine kleine Begebenheit aus dem irdischen Leben erzählen, die dir vielleicht zunächst auch absurd erscheint.

Sehr gerne.

Ein weiser Mann wird von seinem Schüler gefragt: »Was ist das wertvollste Ding auf der Welt?« Ohne Zögern sagt der Mann: »Der Kopf einer toten Katze.« »Warum?«, fragt der Schüler. »Weil keiner den Preis davon benennen kann.«

Kurze Gesprächspause

Du lagst mit deiner Vermutung richtig. Kommen wir zu unserem Thema zurück, dem Leben nach dem Tod. Ich finde das, was du sagst, nicht tröstlich. Es ist so unvorstellbar, so abstrakt, es ist fremd und macht mir Angst.

Würde es dir besser gefallen, wenn ich dir sage: Nach dem Tod ist alles definitiv vorbei?

Nein ... oder vielleicht doch. Ich könnte es mir eher vorstellen. Aber ich weiß es nicht.

Du musst deine Sinne für die Mysterien der Welt schärfen. Sie sind überall zu finden. In der Einsamkeit der Natur ebenso wie in der Wartehalle eines Flughafens. Erkennst du sie, machen sie dich vertraut mit der absoluten Wirklichkeit. Sei achtsam. Immer. Und vor allem: Finde zur Stille in dir.

Gibt es Menschen, die sich auf dich freuen?

Ja, aber sie freuen sich nicht auf mich, wie Menschen sich auf einen Urlaub oder ein gutes Essen freuen. Sie sind tief davon überzeugt, das Leben verlassen zu wollen – und erfüllt von einer großen Sehnsucht, einzugehen in das Absolute. Für das jeder einen anderen Begriff hat.

Mich plagt noch eine Frage, die durch all das, was du mir während unseres Gespräches gesagt hast, noch nicht schlüssig beantwortet wurde.

Welche Frage ist das?

Wenn ich ein Leben lang ein schlechter Mensch war, das heißt, ich habe gelogen und betrogen und habe mich maßlos meinen Begierden hingegeben. Welche Auswirkungen hat dies auf mein Sterben und auf das, was nach dem Tod kommt?

Die Antwort darauf musst du in dir selbst finden. Kein Meister, keine Religion darf darüber etwas sagen – und schon gar nicht ich.

9

Wie schreibt man über das Leiden und das Sterben eines geliebten Menschen, ohne allzu viele intime Einzelheiten preiszugeben? Mein Vater ist tot – und folglich kann ich ihm diesen Text nicht mehr zur Autorisierung vorlegen. Ich stehe also vor einem großen Problem. Einerseits möchte ich darüber erzählen, denn mein Thema ist ja der Tod, und das Ableben meines Vaters war für mich ein ungeheures Ereignis, andererseits darf ich meinem verstorbenen Vater nicht zu nahe treten. Eine schmale Gratwanderung also. Ich will versuchen, sie zu meistern.

Zehn Jahre lang litt mein Vater an Krebs. Er hat dreiundzwanzig Operationen und fünf Chemotherapien durchgestanden. Am Ende war er so ausgemergelt, dass er dem Tod nichts mehr entgegensetzen konnte und wollte. Er hatte weder Angst vor dem Sterben noch vor dem Tod selbst, was für meine Mutter und mich bis heute tröstlich ist. Er wollte gehen. »Mein Leben ist ausgelebt«, sagte er in der Sterbewoche zu mir. Er konnte loslassen, und das uneingeschränkt. Er hatte alles geregelt, alles gesagt, alles abgeschlossen. Dies allein aber verhilft einem Menschen noch nicht zu einem schnellen Sterben und baldigem Tod. Die letzten Monate, Wochen und vor allem Tage waren äußerst leidvoll.

Trotz bestmöglicher Schmerztherapie und hervorragender ärztlicher Betreuung. Als der Todeskampf zu Ende war, schon wenige Minuten nach seinem letzten Atemzug, sah mein Vater so schön aus, so entspannt, wie ich ihn seit Jahren nicht mehr gesehen hatte.

Alles liegt nun schon eine beträchtliche Zeit zurück, aber noch immer fällt es mir schwer, zu seinem Grab zu gehen, seinen Namen dort auf dem Grabstein zu sehen, sein Geburts- und sein Sterbedatum zu lesen. Mein Vater verstarb vier Monate nach seinem achtzigsten Geburtstag. Ein respektables Alter, zugegeben, aber ich konnte und kann in dieser Tatsache keinen Trost finden. Denn meinen Vater gibt es nicht mehr. Wenn ich an ihn denke, habe ich immer sofort seine Leidenszeit vor Augen. Und alles tut mir so unendlich leid. Er hat zehn Jahre dem Tod in die Augen geblickt, war oft am Ende seiner Kräfte, hat sich mit preußischer Disziplin immer wieder aufgerafft und wusste doch von Anfang an, dass er den Kampf verlieren würde. Die große Frage war nur: Wann? Wenn ich heute versuche, mich in ihn hineinzuversetzen, überkommt mich eine erdrückende Traurigkeit. Was ein Mensch alles auszuhalten im Stande ist. Gerührt und zugleich beeindruckt bin ich im Nachhinein, wie er trotz der enormen körperlichen und seelischen Belastungen immer wieder auf das Leben zuging und wie er sich freuen konnte, über die Frühlingssonne zum Beispiel, die blühenden Linden an unserer Straße oder den Ruf der Wildgänse am fernen Himmel. Oder auch über eine Currywurst. Zwei Jahre vor seinem Tod hatte er die schwerste Operation seiner Krankengeschichte zwar überstanden, war jedoch in schlechter Verfassung. Meine Mutter und ich besuchten ihn jeden Tag im Krankenhaus. Da ich Urlaub hatte, konnten wir zusammen täglich sieben bis acht Stunden bei ihm sein. Worüber er sich natürlich freute, das spürten wir schon, aber er kam nicht zu Kräften. Er lag apathisch in seinem Bett, trank ab und zu etwas, hatte aber gar keinen Appetit. Allerdings sollte und musste er dringend etwas essen, so der Rat seines Chirurgen. Die Tage vergingen quälend langsam, und meine Mutter und ich versuchten ihn zumindest zu ein paar Löffeln Suppe oder Kartoffelbrei zu überreden. Jedoch vergeblich. Er wollte einfach nichts zu sich nehmen. Und dann sagte ich, fast im Scherz: »Oder soll ich dir vom Büdchen draußen eine Currywurst holen?« Ohne lange zu überlegen, nickte er und meinte, man könne es ja mal versuchen. Die Currywurst wurde ein Riesenerfolg. Er aß sie tatsächlich binnen Kürze auf, strahlte uns an und sagte später zu mir: »Die Currywurst hat mich zurückgeholt, ich hätte sonst nichts mehr gegessen.«

Wenn ich heute an die zehn Krankheitsjahre zurückdenke, kommt mir vieles irreal vor. Ich sehe mich meine Sendung moderieren, rede über alles Mögliche und Unmögliche, und dabei sitzt mir die Angst im Nacken, genau in dieser Stunde könnte etwas Schlimmes passieren. Mein eingeschaltetes Mobiltelefon lag während der Sendung immer in unserer Senderegie, und ich hatte meine Mitarbeiter gebeten, Anrufe unbedingt entgegenzunehmen und mich im Notfall zu informieren. Ich war fest entschlossen, die Sendung dann abzubrechen, und ich bin sicher, das Publikum hätte es mir nicht verübelt.

Irreal erscheint mir auch das erste Gespräch, das ich mit einem Arzt über meinen Vater geführt habe. Die Schreckensdiagnose lag seit gerade zwei Tagen vor, und mein Vater hatte mich gebeten, mit dem Arzt zu reden. Ich saß, immer noch geschockt von der furchtbaren Nachricht, vor dem viel zu großen Schreibtisch des Arztes und kam kaum dazu, etwas zu sagen oder zu fragen. Er textete mich mit seinem Medizinkauderwelsch zu, blickte mir dabei fast gar nicht in die Augen und spielte ständig an einem teuer aussehenden Kugelschreiber herum. An der Wand hinter ihm hing ein kleiner Bilderrahmen mit einem albernen Spruch, den ich bis heute nicht vergessen habe: *Der Doktor kann wohl ein Narr sein, aber ein Narr kein Doktor.* Unterbrach ich diesen vor mir sitzenden Doktor mit der Bitte, etwas verständlicher zu sprechen, schaute er mich ein paar Sekunden irritiert an und quasselte dann genauso weiter wie vorher. Ich konnte mich nicht zur

Wehr setzen, da ich die schwere Erkrankung meines Vaters zu diesem Zeitpunkt noch nicht realisiert hatte. Das änderte sich allerdings entscheidend beim nächsten Arztgespräch. Ich ließ nicht locker, bis alle Fragen geklärt waren.

Ich habe im Laufe meines Lebens und besonders während der Erkrankungszeit meines Vaters, so viele Ärzte kennen gelernt, die nicht in der Lage sind, einen medizinischen Sachverhalt allgemeinverständlich zu erklären. Mich macht das ungeheuer wütend, denn ich sehe dahinter Arroganz und Faulheit. Jeder Patient hat meines Erachtens das Recht, eindeutig und klar über seine Krankheit und seinen Gesundheitszustand von einem Arzt aufgeklärt zu werden. Und das in Ruhe und ohne Zeitdruck.

Als gänzlich unwirklich habe ich den Sterbetag meines Vaters in Erinnerung, ebenso seine Beerdigung. Der 26. August 2006 war ein grau-schwüler Tag. Ein Samstag. Der Todeskampf hatte schon am Mittwoch begonnen. Meine Mutter und ich saßen an seinem Bett. Niemand konnte sagen, wie lange es noch dauern würde. Er atmete schwer. Die Augen waren meist fest geschlossen. Ab und zu nur blinzelte er ein wenig. »Kannst du mich hören?«, fragte ich. Ein angedeutetes Kopfnicken. »Hast du Schmerzen?« Ein angedeutetes Kopfschütteln. Ich dachte darüber nach, was er jetzt wohl denken mochte. Denkt er, jetzt sterbe ich? Was empfindet man, wenn man denkt, jetzt sterbe ich? Meine Mutter ist sehr tapfer. Sie befeuchtet alle paar Minuten die trockenen Lippen meines Vaters. Wir sprechen fast nichts. Stille im *Dr. Mildred Scheel Haus*. Um etwas durchzuatmen, gehe ich ab und zu auf die kleine Terrasse vor dem Krankenzimmer. Ein paar Sommerblumen blühen am Rande der Steinplatten. Stirbt im Nebenzimmer auch gerade jemand? Das ist jetzt genau die Zeit, vor der ich so große Angst hatte. Meine Mutter macht uns einen Tee, das kann man in jedem Zimmer hier. Er atmet immer schwerer, auf seiner Stirn steht Schweiß. Schon seit Tagen hat er nicht mehr gesprochen. Ein Arzt kommt herein, und ich sage, er hat es so schwer. Der Arzt, den ich sehr mag, sagt, ja, er hat es sehr schwer. Sterbende Menschen sind äußerst geräuschempfindlich. Deshalb gehe ich auf die Gästetoilette der Station, nicht ins Badezimmer, das zum Krankenraum gehört. Ich möchte nicht, dass mein Vater während des Sterbens eine Klospülung hören muss. Ich wasche mir die Hände in der Gästetoilette, schaue in den Spiegel, erkenne mich kaum, ich bin so angespannt wie noch nie in meinem Leben. Ich bewundere die Kraft meiner Mutter, und gleichzeitig tut sie mir so leid. Vierundsiebzig ist sie nun auch schon. Ich ertappe mich dabei, dass ich denke: Gott, lass ihn sterben. Er will es doch. Warum diese Tortur? Ginge es mir besser, wenn ich beten könnte? Betet mein Vater vielleicht gerade? Die Sonne bricht durch die Wolken und taucht das Sterbezimmer in ein sonderbares Licht. Meine Mutter geht zur Toilette, und ich bin allein mit meinem Vater im Raum. In das Atemgeräusch mengt sich ein leises Rasseln. Das ist der Tod, das weiß ich von den Mitarbeitern der Palliativstation. Hört mein Vater das Rasseln? Wie deutet er es? Die Sonne scheint auf das Fußende seines Bettes. Ich denke an sein Leben. Vor achtzig Jahren lag er auch in einem Bett, einem kleinen, da war er ein Säugling von wenigen Monaten. Unfassbar, was die Zeit aus einem Menschen macht. Kommen ihm jetzt die traumatischen Erlebnisse aus dem Zweiten Weltkrieg noch einmal zu Bewusstsein? Sieht er sein Heimatdorf in Westpreußen? Seine Eltern, seine Brüder? Und seine Tauben, die er als Kind so mochte? Ob es stimmt, dass vor dem inneren Auge eines Sterbenden sein ganzes Leben wie ein Film abläuft? So, wie es jetzt ist, kann es noch Tage gehen, sagt eine Krankenschwester zu uns. Ich habe Magenschmerzen und mache mir Sorgen um meine Mutter. Wie zerbrechlich sie wirkt. Aber ich weiß, dass sie eine starke Frau ist. Du musst ein paar Kekse essen, sage ich. Ich kann nicht, antwortet sie. Ich koche noch einmal Tee. Wir können nichts weiter tun, als nur anwesend zu sein. Ob er uns noch wahrnimmt? Die Krankenschwester meint, dass er nicht mehr permanent bei Bewusstsein ist. Ich wünsche es ihm.

Ich denke darüber nach, ob es überhaupt gut ist, dass wir bei ihm sind. Erfahrene Sterbebegleiter haben mir erzählt, dass es Sterbenden leichter fällt zu gehen, wenn die Angehörigen nicht im Zimmer sind. Aber niemand weiß es. Vielleicht ist Sterben ein so komplizierter Vorgang, dass schon ein leichtes Räuspern den Sterbenden stört. Geschweige denn Weinen oder Schluchzen. Ich weine nicht. Ich zwinge mich dazu mit allen Kräften – und es gelingt auch. Genau dasselbe scheint meine Mutter zu tun. Löst sich gerade seine Seele von seinem Körper? Wenn ich das glauben könnte, es würde mir helfen. Wir haben die Terrassentür geöffnet, und ein milder, leichter Abendwind weht herein. Das Rasseln wird lauter. Eigentlich höre ich nur noch Rasseln und kaum mehr Atmen. Mein Blick schweift über das Bett meines Vaters hin zur geöffneten Terrassentür, gleich vorne blüht rot-rosa eine Fette Henne. Wie merkwürdig, sie war mir vorher nicht aufgefallen. Diese Blume war die Lieblingsblume meines Vaters, zeit seines Lebens. Wir sind wie in Trance, meine Mutter und ich. So vergeht die Zeit. Gegen 18.45 Uhr verlangsamt sich seine Atmung. Er scheint ruhiger zu werden. Vielleicht ist er jetzt ins Koma gefallen, ich weiß es nicht. Auf der Stirn aber wieder Schweiß, ich tupfe ihn ab ...

Um 19.10 Uhr macht mein Vater seinen letzten Atemzug. Dieser Atemzug wirkt wie die letzte große

Anstrengung, die er noch zu bewältigen hat. Danach entspannt sich sein Gesicht binnen weniger Momente. Wir erkennen ihn kaum wieder. Als wolle er uns sagen: Nun ist es gut. Nun gibt es kein Leid mehr. Nun ist Frieden.

Sechs Stunden sind wir dann noch bei ihm geblieben. Meine Mutter und ich. Eine Krankenschwester umarmte uns. Ging danach auf die kleine Terrasse, pflückte die Fette Henne, kam zurück ins Zimmer und steckte den Blütenstiel zwischen die gefalteten Hände meines toten Vaters. Meine Mutter und ich waren sprachlos. Niemand hatte der Schwester etwas von der Vorliebe meines Vaters für diese Blumen erzählt. Und wie sich später herausstellte, er selbst auch nicht.

Während der Totenwache kamen noch meine beste Freundin und ein guter Freund zu uns ins *Dr. Mildred Scheel Haus*.
Ich danke meinen Freunden für ihren Beistand und Trost.

Zwei Wochen später fand die Beerdigung statt. Meine Erinnerungen an diesen Tag sind diffus. Ich stand neben mir und ließ alles geschehen. Der erste Blick auf die Urne, beim Betreten der Leichenhalle, war schockierend. Dort drin, in jenem kleinen Behältnis, befanden sich also die Reste meines Vaters. Während der Pastor sprach, nahm ich meine Mutter in den Arm und zählte in Gedanken von Hundert rückwärts gen Null, immer wieder. Sonst hätte ich es nicht geschafft, für sie stark zu sein. Danach schüttelte ich Hände, kniete vor dem offenen Grab, warf Rosen auf die Urne und trank mit den Trauergästen Kaffee. Am Abend ging ich allein am Rhein spazieren.

Was bleibt nun, nach all dem, was geschehen ist, und nach all dem, was ich gedacht und gelesen habe?

Es bleibt die Angst.
Die Angst vor dem nächsten Todesfall.
Und die Angst vor Leid und Sterben.

Nur meinen eigenen Tod sehe ich manchmal in einem etwas anderen Licht. Denke ich an mein Ende, so flackert ab und zu ein Gefühl auf, das mir bisher gänzlich fremd war:
Wenn alle Aufgaben erfüllt sind, vielleicht ist es dann irgendwann schön zu gehen, unsichtbar zu werden für die Welt, sich allem für immer zu entziehen, ohne Angst und Hoffnung zu sein.

So, mein sterblicher Freund, nun heißt es Abschied nehmen, wir werden jetzt zum Ende kommen. Ich hoffe, ich konnte dir zu deiner Zufriedenheit Rede und Antwort stehen.

Im Großen und Ganzen, ja – und ich danke dir sehr. Es ist eine große Ehre für mich, mit dir gesprochen zu haben.

Ich habe mich sehr gerne mit dir unterhalten.

Wie wird es sein, wenn wir das nächste Mal aufeinandertreffen?

Dann werden wir nicht mehr miteinander sprechen. Versuche es erst gar nicht. Ich verrichte mein Handwerk ohne Worte.

Wann aber werden wir uns begegnen?

Du Narr! Glaubst du wirklich, ich würde dir diese Frage beantworten?

Einen Versuch war es wert. Aber im Grunde möchte ich es gar nicht wissen.

Gesprächspause

Lebst du gerne?

Natürlich, sehr gerne sogar.

Und möchtest du noch lange leben?

Was für eine Frage! Ja! Sofern ich gesund und fit bleibe.

Warum?

Warum? Weil ich das Leben liebe. Ich liebe den Frühling, das Meer, gute Musik, den Schnee, das Gebirge, die Menschen, blühende Felder ...

Ich verstehe. Das heißt, du würdest sogar noch sehr, sehr lange leben wollen?

Ich zögerte etwas.

Ja ... Wie gesagt, wenn ich dabei körperlich und geistig gesund bleibe. – Warum fragst du mich so ausführlich?

Kurze Gesprächspause

Weil ich überlege, dir eventuell ein Angebot zu machen.

Der Tod will m i r ein Angebot machen?

Ich spürte, wie sich mein Herzschlag beschleunigte.

Ja, vielleicht. Du wärst der erste und einzige Mensch ...

Mein Herz schlug noch schneller.

Nun machst du mich aber neugierig.

Es ist ein großes Angebot von großer Tragweite für dich.

Spanne mich nicht auf die Folter.

Nun gut, ich will es dir unterbreiten. Aber – überleg es dir genau!

Dazu muss ich es ja erst mal kennen.

Kurze Gesprächspause

Wenn es dein Wunsch ist, werde ich dich lange verschonen.

Jetzt raste mein Herz.

Lange verschonen? Was heißt lange?

Sehr lange.

Du würdest mich uralt werden lassen?

Ja. Und das bei bester Gesundheit. Und sogar das Alter würde man dir nicht ansehen. Dein Äußeres bliebe in etwa so, wie es heute ist.

Wie sollte das gehen?

Darum kümmere dich nicht.

Mir wurde schwarz vor Augen.

Über wie viele Jahre sprechen wir eigentlich?

Kurze Gesprächspause

Über eine Zeitspanne, die du dir gar nicht vorstellen kannst.

Wie bitte? Was meinst du damit? Sage mir konkret eine Zahl. Wie viele Lebensjahre willst du mir schenken?

Wenn du auf mein Angebot eingehst, werde ich dich bis zum Ende des Universums verschonen.

Mich überlief ein Schauder.
Ich konnte zunächst nichts sagen.

Bis zum Ende des Universums?

stammelte ich schließlich.

Aber das sind ja Milliarden von Jahren.

So ist es.

So lange könnte ich leben?

Wenn du mein Angebot annimmst, musst du es sogar. Das wäre der Pakt. Entweder so – oder gar nicht. Sagst du Ja, werden es Millionen, Milliarden von Jahren, sagst du Nein, wird alles seinen normalen Gang gehen.

Gesprächspause

Was geschieht mit mir, wenn es die Erde nicht mehr gibt, aber noch lange das Universum?

Dann wirst du auf einem anderen Planeten leben – oder auch nicht.

Oder auch nicht?

Je nachdem. Findest du nicht rechtzeitig einen anderen Planeten, so wirst du durchs Weltall treiben.

Mit meinem menschlichen Körper?

Er ist unverwundbar und unzerstörbar.

Könnte ich mich denn selbst töten?

Nein, niemals. Du musst auf mich warten – bis zum Ende von Zeit und Raum.

Kurze Gesprächspause

Nach all dem, was du mir erzählt hast über die Liebe, das Mitgefühl, das Glück und die absolute Wirklichkeit, machst du mir ein derartiges Angebot?

Die absolute Wirklichkeit wird auch in hundert Milliarden Jahren noch für dich da sein.

Was du mir vorschlägst, klingt wie ein Teufelspakt.

Der Teufel ist eine Märchengestalt.

Es ist ein vergiftetes Angebot. Warum bietest du mir nicht einfach ein paar Jahrzehnte mehr an? Das würde mir genügen.

Nein, das Angebot ist, wie es ist. Überleg es dir genau. Du könntest das Leben in vollen Zügen immer und immer wieder genießen. Du könntest unendlich oft lieben. Du könntest so viel erleben, dass es deine heutige Vorstellungskraft sprengt. Du könntest alles ausprobieren, jeden Beruf erlernen, Reichtümer ansammeln, mächtig werden ...

Ja, und irgendwann vielleicht für Millionen von Jahren allein durchs All treiben.

So weit muss es nicht kommen. Die menschliche Zivilisation wird sich enorm entwickeln, du kannst auf anderen Planeten leben, vielleicht fremde Lebensformen kennen lernen. Du kannst als großer Abenteurer durchs Weltall reisen, du wirst über ein ungeheures Wissen verfügen und somit allen anderen Lebewesen weit überlegen sein.

Ja, und ich wäre wohl das einsamste Lebewesen im gesamten Kosmos.

Warum? Du wärst begehrt, und alle würden zu dir aufschauen.

Ich wäre doch für alle Sterblichen unheimlich. Oder ich müsste mein Geheimnis für mich behalten. Wer will es schon mit einem Unsterblichen zu tun haben? Und wahrscheinlich müsste ich alle paar Jahrzehnte weiterziehen, damit niemand mein Geheimnis bemerkt. Alle um mich herum altern – nur ich nicht.

Zugegeben, das könnte passieren. Aber die Vorteile sind doch atemberaubend, oder?

Und die Langeweile, die wahrscheinlich schon nach ein paar hundert Jahren aufkäme? Und das Unglück, tausendfach und immer wieder von geliebten Menschen Abschied nehmen zu müssen? Sie alle wären sterblich – und du würdest jeden nach ein paar Jahrzehnten zu dir holen.

Ja, so wäre es.

Nein, mein überirdischer Freund, nein danke. Dein Angebot werde ich nicht annehmen. Es wäre Fluch und Folter zugleich. Der Mensch lebt, um zu sterben. Und nicht, um beinahe ewig zu vegetieren, denn darauf würde es hinauslaufen. Welch eine Hölle. Nein! Ich lehne dankend ab. Alles soll seinen normalen Lauf nehmen. Hole mich, wann du es für richtig hältst. Sei es in dreißig Jahren, sei es morgen.

Lange Gesprächspause

Eine sehr gute Entscheidung. Die richtige Entscheidung. So wollen wir uns also jetzt verabschieden.

Eine letzte Bitte aber habe ich noch.

Sprich sie aus.

Kannst du mir etwas mit auf den Weg geben, für mein Leben, einen Gedanken, eine Weisheit, einen Satz?

Kurze Gesprächspause

Ja.
Ich werde dir einen Satz sagen, der dir in glücklichen und in traurigen Zeiten hilfreich sein soll. Du musst ihn tief verinnerlichen. Er wird dich einerseits trösten – und andererseits wird er dich lehren, das Gute und Schöne, das dir widerfährt, noch mehr wertzuschätzen.

Wie lautet dieser Satz?

Auch das geht vorbei.

Register